TABLE DES MATIERES

5 Introduction

9 Lisez moi d'abord

13 Quelques informations pour les personnes qui démarrent dans l'univers du végétarisme

19 1- Restaurants

63 2- Bars à jus, restauration rapide pensant aux végétariens

83 3- Magasins d'alimentation biologique

107 4- Marchés biologiques

111 5- Puits artésiens

115 6- Boulangeries biologiques

INTRODUCTION

Chers amis végétariens et chers amis adeptes d'une alimentation de qualité. Je suis heureuse de mettre à votre disposition la nouvelle édition de ce guide. La fin de l'année 2008 et le début de l'année 2009 ont été marqués par une explosion de l'offre en matière de restauration végétarienne et/ou biologique à Paris et aussi par une multiplication des bars à jus de fruits et légumes. Il n'y a jamais eu autant de choix dans ce domaine dans notre ville, et c'est là vraiment une excellente nouvelle ! J'ai même trouvé cette année un restaurant où vous pourrez manger de bonnes crêpes bio, un restaurant qui propose des pizzas bio et aussi quelques bonnes adresses de cuisine italienne biologique et/ou végétarienne.

Paris Végétarien est devenu *Paris Bio et végétarien*, pour prendre en compte certains restaurants traditionnels pensant aux végétariens et utilisant essentiellement des produits de l'agriculture biologique.

Voici ce que vous trouverez dans ce guide.

Tout d'abord j'ai regroupé sous le titre « Lisez moi d'abord » tout ce qui est encore rare et difficile à trouver à Paris, par exemple : où trouver du jus d'herbe de blé, où prendre un petit déjeuner bio, où prendre des repas sans gluten, où manger des crêpes bio, où manger des graines germées, où payer ses courses bio avec une carte American Express, où faire des courses bio le dimanche jusqu'à 20.30, etc... Dans cette partie, j'ai pensé qu'il était aussi utile de vous donner une liste des restaurants qui ont fermé cette année ou parfois depuis de nombreuses années mais qui sont encore répertoriés un peu partout sur Internet.

Vient ensuite une partie contenant des conseils et des explications sur les produits et les différents régimes végétariens et qui est destinée à ceux qui débutent dans le végétarisme ou qui voudraient apprendre à mieux se nourrir.

Pour la première partie “restaurants” en plus de l’adresse, du téléphone, des heures d’ouverture et de la station de métro, vous trouverez pour chaque établissement des descriptions de plats ou formules proposés, des exemples de prix, des photographies et lorsqu’il y en a un, le site Internet. Vient ensuite une liste des bars à jus (et parfois à soupes, et snacks pensant aux végétariens) avec nom, adresse, téléphone, horaires d’ouverture et types de produits proposés. La troisième partie rassemble les adresses des boutiques d’alimentation biologique à Paris. Lorsque certaines d’entre elles ont un coin repas, permettant parfois de manger à toute heure de la journée, je le signale aussi.

Enfin, j’ai répertorié comme l’année dernière les trois puits artésiens de Paris accessibles au public. Ils captent l’eau de la nappe phréatique de l’Albien qui a plusieurs milliers d’années. Les tisanes et le thé sont bien meilleurs avec elle qu’avec l’eau du robinet. De plus, ces puits évitent d’acheter de l’eau en bouteille et réduisent d’autant la pollution de la planète. Ce serait merveilleux si à l’avenir chaque quartier de Paris avait son puits artésien. Les carafes d’eau du restaurant l’Ethikatable contiennent de l’eau du puits artésien tout proche. (Près de chaque puits, la Ville de Paris a disposé un panneau d’information qui présente l'analyse détaillée de l'eau. N.B. : on y apprend notamment qu'elle a une haute teneur en fluor). Enfin, pour terminer vous trouverez à la fin de ce guide des informations sur les marchés bio et sur les principales boulangeries biologiques. Cette année j'ai ajouté les adresses de la chaîne « Le Pain quotidien » qui propose désormais du pain bio et d'autres produits biologiques.

Tout comme les autres années, je n'ai pas noté les restaurants, ni donné des appréciations. Il y en a pour tous les goûts et les végétariens ont des goûts tellements différents ! J'ai préféré donner des descriptions détaillées, plutôt que des appréciations forcément subjectives. J'adore la cuisine macrobiotique d'inspiration japonaise et aussi la cuisine italienne végétarienne, et aussi les fallafels, les crêpes, les tartes aux légumes, les soupes, les graines germées, les céréales, les gratins, les jus, les gâteaux... Bref, tout ce qui est frais, bon et bio et servi avec le sourire dans nos p'tis restaus végétariens de Paris.

En espérant que ce nouveau guide vous permettra de vous régaler encore plus sainement dans notre belle capitale, je vous souhaite de tout coeur une excellente santé et la joie de vivre qui l'accompagne presque toujours.

Cordialement,
Laure

P.S. : N'hésitez pas à me contacter
lauregoldbright@free.fr

LISEZ MOI D'ABORD

J'ai regroupé ici des informations sur ce qui est encore rare et difficile à trouver à Paris :

Où trouver du jus d'herbe de blé ?

- les points de vente Cojean (voir la partie snacks et bars à jus)
- restaurant La Ferme (p. 24)
- restaurant Pousse-Pousse (p. 42)
- restaurant Super Nature (p. 43)

Où manger des crêpes entièrement bio ?

Restaurant le Grenier Notre Dame /2 (p. 30)

Où prendre un petit déjeuner bio ?

Ethikatable (p. 31)
La Ferme ((p. 24)
Rose and Bakery 1 et 2 (p. 27 et 44)

Où prendre un petit déjeuner partiellement bio ?

Snacks de la chaîne EXKI (voir partie snacks)

Chaîne le Point Quotidien (voir partie snacks et partie boulangerie)

Boulangerie A LA SAVEUR D'ANTAN (voir partie boulangerie)

Allergique au gluten ?

Chaque jeudi, le restaurant l'Ethikatable fait une journée repas sans gluten (p. 31)

Un nouveau magasin: Biosphäre spécialisé dans les produits sans gluten a ouvert cette année. (p. 92).

Envie de pizza bio ?

Allez au restaurant l'Ethikatable (p. 32)

Envie de repas contenant beaucoup de graines germées ?

Allez chez Pousse-pousse (p. 42)

Où acheter des graines de tournesol noir à germer, des graines de choux rouge et d'autres graines introuvables ailleurs ?

Chez Pousse-pousse (p. 42).

Envie de jus de fruits et légumes bio en dehors des heures de repas?

Bio Boa (p. 21)
La ferme (p. 24)
Dietetic shop (55)
L'Ethikatable (p. 31)
Phytobar (p. 33)
Judicious (p. 79)
Pousse-Pousse (p. 42)
Napoliparis (p. 46).

Quel magasin d'alimentation biologique est ouvert tard le dimanche et accepte la carte AMERICAN EXPRESS ?

La Nature à Paris (p. 88)

Liste des restaurants végétariens qui ont fermé cette année ou depuis très longtemps et qui sont encore répertoriés dans de nombreux sites Internet :

Aquarius (Celui de la rue Sainte Croix de la Bretonnerie est fermé depuis longtemps, il reste le deuxième Aquarius du 14ème arrondissement).

Arc en ciel (ont arrêté la restauration et gardé seulement la boutique)

Adi Shakti
Biotifull
Le bol en bois
La chouette
La petite légume
L'aubergine (Paris 5ème)
La pharmacie
La macrobiothèque
Po Mana
Féé-minithé
Gout Zen
Piccolo teatro
Objectif Terre
Rayons de Santé
L'assiette de santé

Le jardin des pâtes du boulevard Arago (il reste un deuxième restaurant jardin des pâtes ouvert dans le 5ème)

L'essentiel
Le petit Vienne

A propos du 14ème arrondissement, quartier Porte D'Orléans :

Vous êtes nombreux à espérer l'ouverture d'un restaurant végétarien dans ce quartier. Et moi aussi, car c'est souvent dans ce quartier que je travaille. Le quartier compte un grand nombre de magasins bio, mais pas de restaurants végétariens. Un bar à Jus vient d'ouvrir, mais il n'est pas bio (pour le moment). En dépannage, lorsque je n'ai pas le temps d'aller plus loin pour déjeuner, je vais à ces deux adresses qui ne sont ni entièrement végétariennes, ni bio:

Le Vaudésir , 41 rue Dareau, 75014 Paris, tél 01 43 22 03 93 (réservation recommandée). Ils ont une formule tarte aux légumes et salade à 5.40 € et utilisent des produits frais. Tout est fait maison, et ils ont aussi des yaourts bio. L'été on peut manger dans leur petite cour. Ouvert de 12-14 heures pour les repas, café le reste du temps. (N'accepte pas les C.B)

Tout près de mon bureau, je vais aussi aux Délices de la Galerie, 93 avenue du Général Leclerc. On y trouve des soupes, sandwiches végétariens (par exemple : le Végétaranien : Aubergines grillées, tomates séchées marinées à l'huile d'olive 3,60 €), des pâtes végétariennes, des tartes salées végétariennes. Ouvert du lundi au samedi de 9.30 à 17.30.

QUELQUES INFORMATIONS POUR LES PERSONNES QUI DÉMARRENT DANS L'UNIVERS DU VÉGÉTARISME

Les différents régimes

Végétalien: régime excluant la consommation de chair des animaux ainsi que tous les produits d'origine animale tels que oeufs, lait, fromage etc...

Végétarien: régime végétal excluant viande et poisson mais permettant de consommer des produits tels que le lait, les oeufs, le fromage.

Macrobiotique: Il s'agit d'une façon de manger qui équilibre le Yin et le Yang dans une grande assiette composée comprenant: crudités, légumes cuits, deux céréales, une protéine (seitan,tofu ou poisson), une portion d'algues et une petite portion de légumineuses (pois chiches, haricots ou lentilles par exemple).
Sur l'histoire de cette théorie de la nutrition:
http://fr.wikipedia.org/wiki/Macrobiotique

Crudivorisme: Régime alimentaire consistant à ne consommer que des aliments crus.
http://www.consciencedupeuple.com/html/le_crudivorisme.html

Les produits typiques

Seitan: Il s'agit d'une substance qui remplace la viande et est composée de protéines obtenue à partir du gluten blé. Elle se décline dans les restaurants en brochettes, “steaks”, ragoûts et autres préparations.

Tofu: Il s’agit d’une spécialité asiatique très riche en protéines. Le tofu est obtenu à partir du lait de soja caillé. Ce produit est utilisé dans une infinité de préparations salées et sucrées. Servi en gratin, en soufflé ou petits cubes sautés à l’huile de sésame, c’est l’une des protéines les plus utilisées dans le circuit végétarien. De nombreux livres de cuisines sont disponibles pour apprendre à utiliser le tofu.
Pour plus d’informations sur toutes les variétés de tofu: http://fr.ekopedia.org/Tofu

Tamari: il s’agit d’une sauce à base de soja fermenté.
Plus d’informations:
http://fr.wikipedia.org/wiki/Tamari

Gomasio: Il s’agit d’un condiment. Vous le trouverez sur la plupart des tables végétariennes à côté du sel, des huiles et du tamari. Il s’agit d’une poudre composée de sésame broyé et de sel qui accompagne délicieusement tous les plats en apportant des éléments nutritifs très appréciables.

Tempura (végétal): Il s’agit de beignets de légumes frits (spécialité japonaise)

Thé Mu: Il s’agit d’un mélange de plantes revitalisantes et relaxantes (sans théine) au goût délicieux, composé de Ginseng, orange, gingembre et épices sauvages. (Mu signifie: harmonie de l’homme avec l’univers).

Tempeh: Spécialité riche en protéines fabriquée à base de fèves de soja jaune fermenté.
http://fr.wikipedia.org/wiki/Tempeh

A propos des graines germées

Dans le circuit biologique, on vous proposera parfois des graines germées. (Il s'agit même de la spécialité de l'un des restaurants de Paris: Pousse-Pousse qui propose aussi des cours pour apprendre à faire germer soi-même ses graines.)

Quel est l'intérêt de manger des graines germées?
Le premier c'est que c'est bon, dans les salades, dans les soupes, dans les sandwiches... Et les goûts sont tellement variés. On peut presque tout faire germer: les graines de poireaux, de carottes de fenouil, d'alfafa, de tournesol.. Des graines germées, cela permet aussi de faire le plein de vitamines bio chez soi de façon très économique (en achetant un petit germoir et des paquets de graines vendues dans la plupart des boutiques d'alimentation biologiques).
Bon à savoir: au moment de la germination les graines multiplient d'environ 10 % leur potentiel de vitamines et d'oligoéléments.

A propos du jus d'herbe de blé

Ce jus est réalisé en broyant les jeunes feuilles fraîches d'épeautre, d'orge ou de blé (cela ressemble à de l'herbe). Cette boisson est réputée pour ses nombreuses propriétés bénéfiques pour la santé parce qu'elle est un concentré de vitamines, de chlorophylle, d'enzymes, de minéraux et d'oligoéléments. On peut faire du jus d'herbe de blé

chez soi ou en acheter dans certains rares points de vente à Paris (Cojean- La ferme- Pousse-pousse). Pour faire du jus d'herbe de blé chez soi, il suffit de faire germer des graines, d'attendre qu'elle poussent d'environ 12 centimètres puis de les broyer avec une machine manuelle ou électrique (vendue dans le circuit spécialisé: certains magasins et les salons). Dans les magasins d'alimentation biologique on peut aussi trouver du jus d'herbe de blé conditionné (non frais).
Pour en savoir plus: à lire Ann Wigmore, *L'herbe de blé* (The Wheatgrass Book)

A propos du jus de Kombucha

Il s'agit d'une boisson connue depuis des millénaires en Chine et consommée aussi dans de nombreux autres pays asiatiques. Elle est réalisée à partir d'une souche de champignon qu'on laisse environ huit jours dans une solution de thé et de sucre. Pétillante, désaltérante et légèrement alcoolisée, cette boisson est réputée pour ses nombreux bienfaits et pour équilibrer le transit intestinal.
Pour en savoir plus:
http://fr.wikipedia.org/wiki/Kombucha
A Paris, On le trouve principalement dans les magasins biologiques (non frais). Il est aussi servi (non frais) au salon de thé Les jardins du Graal. Il est très facile de réaliser ce jus de Kombucha soi-même. Il suffit de se procurer une souche du champignon. De nombreux sites Internet expliquent comment il convient de procéder. Il existe aussi des sites sur lesquels il est possible d'entrer en contact avec des personnes qui peuvent vous donner gratuitement une souche de champignon Kombucha.

Adresse Internet de réseau international pour les souches de Kombucha:
http://www.kombu.de/suche2.htm

A propos du Gluten

Le gluten est une protéine contenue dans le blé, l'orge, l'avoine, le seigle. (Les farines de riz, de millet et de quinoa en sont exemptes) . Les végétariens utilisent le gluten de blé dans la préparation du seitan (substitut de la viande). Par ailleurs, dans les magasins d'alimentation biologique il est possible de trouver des rayons de produits sans gluten destinés aux personnes qui sont allergiques au gluten.
Pour en savoir plus sur les allergies au gluten:
http://www.sansgluten.info/company.html

A propos du sel

Il est difficile de trouver aujourd'hui sur les tables des restaurants parisiens du sel naturel. La plupart du temps on ne vous propose que du sel raffiné, blanchi, contenant divers additifs dont des anti-agglomérants.

Lorsque sur votre table au restaurant, ou chez vous, le sel que vous utilisez est magnifiquement blanc et s'écoule comme le ferait entre vos doigts le sable sec sur une plage ensoleillée, ce sel (bien pratique qui ne s'agglomère pas avec l'humidité) contient des anti-agglomérants (Ce sont des substances chimiques synthétiques, le plus souvent des ferrocyanures E535, E536, E538). Dans les supermarchés, on trouve facilement du sel naturel (bien lire l'emballage) sous forme de fleurs de sel. Dans les magasins d'alimentation biologiques, vous trouverez du sel fin

naturel, du gros sel aussi naturel, du sel fin assaisonné de diverses épices, et aussi du sel rose de l'Himalaya. Et bien sûr, dans les restaurants végétariens vous aurez du "vrai" sel.
Un site intéressant:
http://www.labelvie.com/pages/alimentation/sel.htm

A propos du sucre

Dans 99 % des cafés, restaurants et même dans certains salons de thé chics et hors de prix de la capitale on ne vous servira pour sucrer votre thé ou votre café que du sucre blanc raffiné ou des produits chimiques à usage de sucre censés épargner votre ligne.

Dans les restaurants biologiques, on vous proposera du sucre de canne biologique complet la plupart du temps. Mais dans les boutiques d'alimentation biologique, vous pourrez découvrir une incroyable variété de produits sucrants naturels: depuis le miel, le sucre de canne, le sucre d'orge, de riz, le sirop d'érable, le sucre d'agave, le fructose.... La nature nous fournit en abondance de quoi nous régaler sans le payer de notre santé pourvu qu'on en fasse une consommation raisonnable.

1

RESTAURANTS

BIO BOA
3, rue Daniel Casanova
75001 Paris
Tél: 01 42 61 17 67
80% bio, snack et restaurant pensant aux végétariens
Bar à jus de fruits et légumes, soupes, sandwiches, salades.
Ouvert: lundi-samedi 11-18, petits déjeuners de 9-11.30.
Métro: Opéra

Restaurant servant des plats du jour et formules végétariennes et auss snack offrant un large choix de plats à manger sur place ou à emporter.
Exemple menus végétariens: veggie burger + salade + dessert 13€; wok légumes et tofu: 11,50 €; tarte salée du jour 6,50 €; petit jus de carottes bio: 5 €

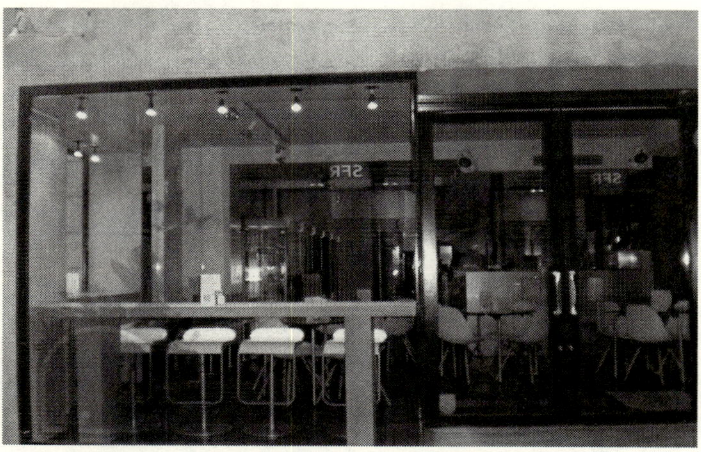

CRUDUS
21, rue Saint Roch
75001 PARIS
Tél: 01 42 60 90 29
95 % bio, pense aux végétariens, cuisine italienne
Ouvert : lundi-vendredi 12-14.30 et 19-23 ; samedi 19-23, fermé dimanche
Métro: Tuileries, Pyramides

Exemple de plats convenant aux végétariens : gratin d'aubergines 13 € en entrée, et risotto safran et légumes 18 € en plat, lasagnes végétariennes 18 € etc... Vente à empoter.

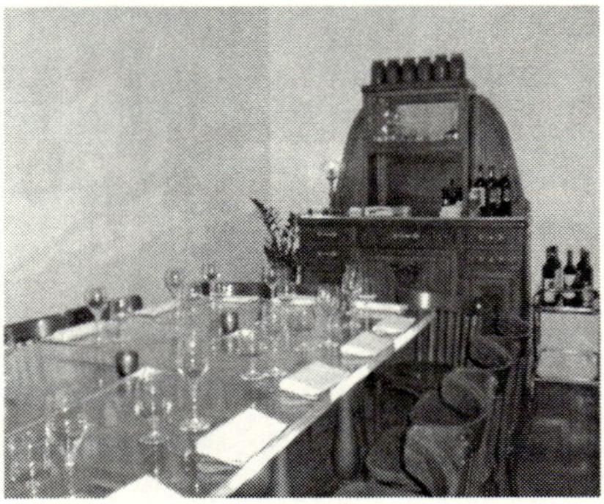

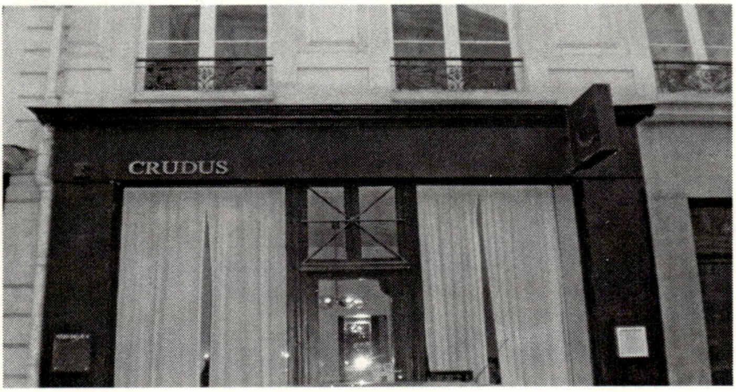

SAVEURS VEGET'HALLES
41, rue des Bourdonnais
75001 PARIS
Tél: 01 40 41 93 95
100 % Végétarien, 60 % bio, 99 % végétalien
Ouvert : lundi-samedi 11.30-15 et 18-22
Fermé le dimanche
Métro: Châtelet les Halles

Cuisine sans oeufs, sans OGM, 60 % des ingrédients proviennent de l'agriculture biologique.
Spécialités: cuisine végétarienne internationale, plat du jour : 12,90 € ; assiette végétalienne composée de céréales, légumes et crudités 12,90 €. Formules soir : entrée+plat ou plat + dessert à 15,90 € ou entrée+ plat+ dessert à 18,90 €.
Jus de fruits et légumes frais non bio, exemple jus de carotte gingembre 5,50 €. Exemple de dessert: gâteau à la carotte: 5,50 €.

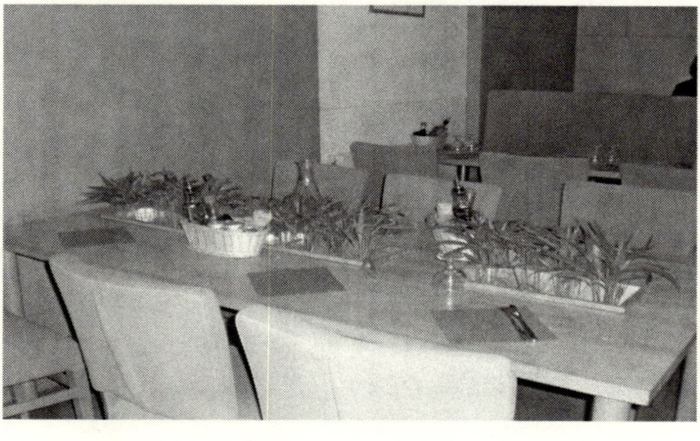

LA FERME
55-57, rue Saint Roch
75001 Paris
Tél: 01 40 20 12 12
100 % bio, 50 % végétarien
Ouvert: lundi-vendredi 8-20 ; samedi 9-19, dimanche 10-19
Métro: Pyramides

Restauration rapide et snack offrant des produits biologiques, des plats à manger sur place dans une grande salle ou à emporter. Plats emballés, pâtisseries, wraps végétariens, sandwiches etc... Plat du jour 7.90€ ; jus de fruits et légumes frais et bio, jus d'herbe de blé. Petits déjeuners. (La Ferme a récemment ouvert un deuxième restaurant situé : 22 rue Duphot, 75001 Paris, métro : Madeleine ; ouvert du lundi au samedi 10-19, même offre, mais pas de jus d'herbe de blé à la deuxième adresse. Tél: 01 58 62 42 38)

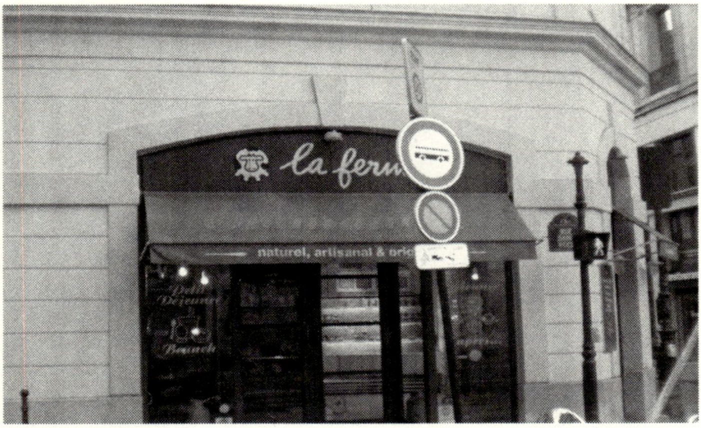

LEMONI
5, rue Hérold
75001 Paris
Tél: 01 45 08 49 84
80 %Végétarien, céréales bio
Ouvert: lundi-vendredi 12-15
Métro: Palais Royal- Les Halles-Bourse
www.lemonicafe.fr

Cuisine de marché méditerranéenne, régime crétois, naturelle et équilibrée, les céréales sont bio. Tous les ingrédients sont frais. (Voir aussi le deuxième restaurant LEMONI dans le 9ème arrondissement)
On peut composer son assiette en choisissant les plats, les garnitures et les desserts. Les recettes sont chaque jour différentes: plats mijotés, gratins, tourtes, lasagnes. Formules à partir de 12,50 € sur place, à partir de 8 € à emporter. Jus de fruits et légumes frais, cocktail 30 cl à emporter 3,15 €. Carte de fidélité.

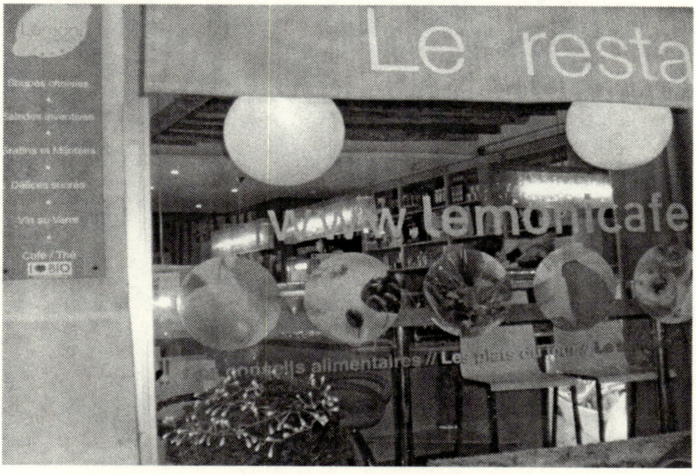

LE POTAGER DU MARAIS
22, rue Rambuteau
75003 PARIS
Tél: 01 42 74 24 66
Restaurant et café 99% bio végétarien, 90 % végétalien
Ouvert : Lundi-vendredi 12-16 et 18-22, non-stop samedi et dimanche de 12-22.30
Métro : Rambuteau

Exemples : soupe végétalienne du jour : 8 €
Entrée : assiette de crudités : 8 € ; formule à 25 € (entrée + plat + dessert). Exemple de plat : cassoulet de la mer avec lentilles, tofu, algues ou croustillant de quinoa au tofu. Plat à la carte à 18 € : médaillon de tofu aux amandes. Jus de carottes 6 €, jus de pommes et carottes 7 €.

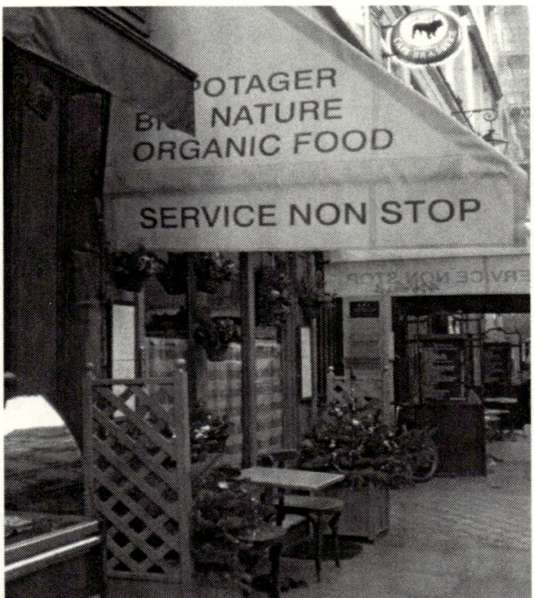

ROSE BAKERY 2
30, rue de Belleyme
75003 Paris
Tél : 01 49 96 54 01
80 % bio, 70 % Végétarien
Ouvert: mardi-vendredi : 9-18.30, samedi et dimanche 10-17.30. Fermé du 15-25 Août.
Métro : Sébastien Froissart, Filles du calvaire,Temple.

Salades, tartes, soupes etc... et spécialités de pâtisseries biologiques anglaises de 3 à 7 € (prix à emporter). Voir aussi ROSE BAKERY 1

Cocktail de jus de fruits et légumes bio: à partir de 6,50 €, porridge: 7 €, assiette de légumes 12,50 €. Petits déjeuners.

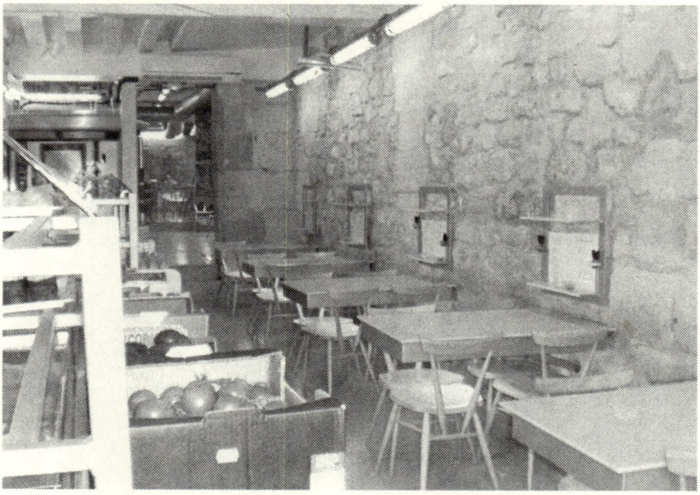

LA VICTOIRE SUPRÊME DU COEUR
27-31, rue du Bourg Tibourg
75004 Paris
Tél: 01 40 41 95 03
100 % végétalien, 40 % bio
Ouvert : lundi-vendredi 12-16 et 18-22.30
Samedi:et dimanche ouvert non-stop: 12-23 heures
Brunch dimanche et jours fériés: 12-16
Métro: Hôtel de Ville
www.vscoeur.com

Grand choix de plats végétaliens. Menu 13,50 € le midi (entrée + plat), formule à 19,50 (Entrée + plat) le soir. Le soir toutes les entrées à 7 € (exemple d'entrée: terrine de champignons et confiture d'oignon); tous les plats à 15€ , tous les desserts à 8 €. Brunch buffet à volonté 19,90 € sans boissons, 24,90 € avec boisson chaude et boisson froide, brunch enfant 12,95 €.
Lassis végétaliens de 4,50 à 5 €.

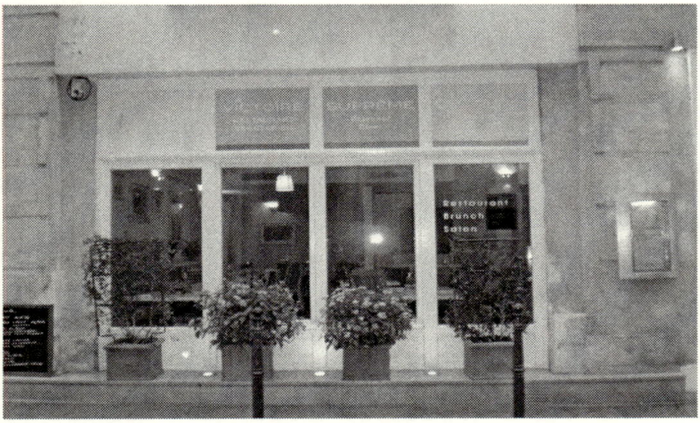

LE GRAND APPETIT
9, rue de la Ceriseraie
75004 Paris
Tél: 01 40 27 04 95
100 % végétarien, 99,9 % bio, Macrobiotique
Ouvert: Restaurant : Lundi-Mardi: 12-15,vendredi 12-14, Lundi-mardi-mercredi-jeudi 19-21 ; salon de thé lundi-vendredi 15-19.
Métro: Bastille

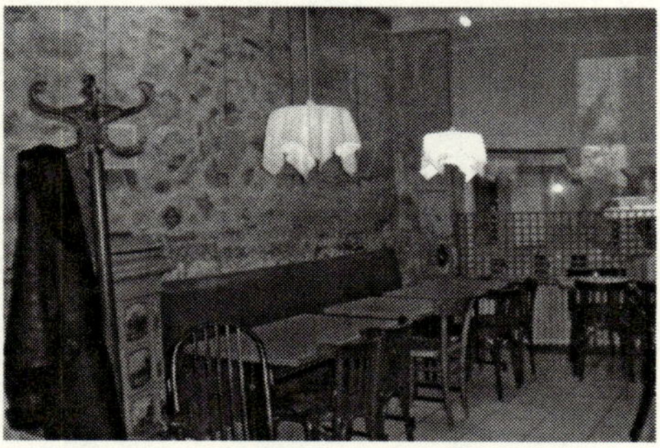

L'un des plus anciens restaurants parisiens macrobiotique. Ici sont servis les grands classiques de la cuisine végétarienne de style macrobiotique.
Assiettes complètes comprenant protéine végétale (seitan, tofou) crudités, algues, céréales, légumineuse et légumes cuits 12,20 €, petite assiette: 10,70 €, desserts de 4 à 4,80 €. Grande boutique de produits bio juste à côté.

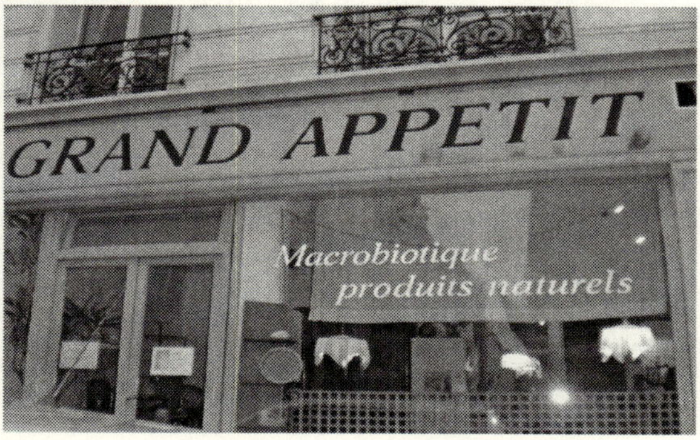

LE GRENIER NOTRE DAME N° 2
7, rue des deux Ponts
75004 Paris
Tél: 01 46 34 60 41
100 %Végétarien, pense aux végétalien, 80 % biologique, Macrobiotique,
Ouvert: Lundi-Vendredi 12-14.30 et 18.30 -22
Samedi et Dimanche: 12-23
Métro: Pont Marie
http://www.myspace.com/legrenierdenotredame

Il s'agit de la deuxième adresse nouvellement ouverte de l'enseigne Grenier Notre Dame qui existe depuis 31 ans à Paris. Voir aussi les informations sur l'autre restaurant du 5ème arrondissement.
Le Grenier Notre Dame propose trois formules de 12.50 à 18.50 € (entrée + plat ou plat + dessert) et des spécialités macrobiotiques. Cette adresse propose aussi des crêpes et gaufres bio et des glaces Bertillon sur place ou à emporter.

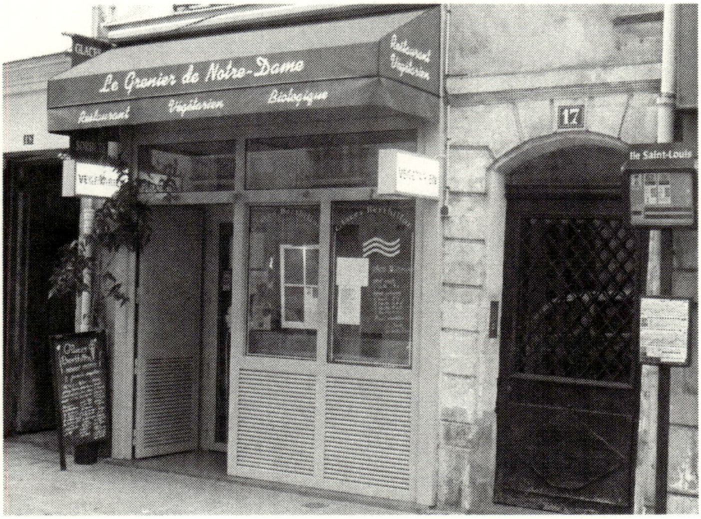

ETHIKATABLE

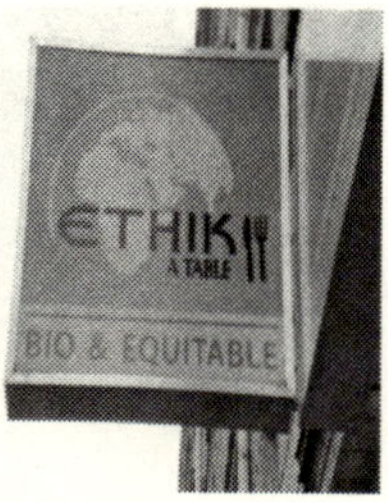

5, rue de la Collégiale
75005 Paris
Tél: 01 42 17 00 87
100% biologique, 80 %Végétarien, végétalien, spécialités de pizzas et pâtes fraîches
Ouvert: Lundi-Vendredi 9-21 ; dîners-ciné- et conférences. Ouvert Samedi sur réservation pour groupe d'au moins 6 personnes
Métro: Gobelins
www.ethikatable.com

En plus des plats végétariens classiques, vous pourrez choisir chez ETIKATABLE une formule pizza ou brusquette à 12.50 € (entrée+plat+boisson ou plat+ boisson+dessert). Il y a aussi une formule tarte salée à 8,50 € et une formule salade composée à 8,90 €. Le tout à manger sur place ou à emporter.

Les locaux ont été réalisés en matériaux écologiques, un mur végétal et des fontaines purifient l'air. Jus de fruits et légumes bio. Happy Hours (tarif réduit) de 15 à 17 heures tous les jours de la semaine.

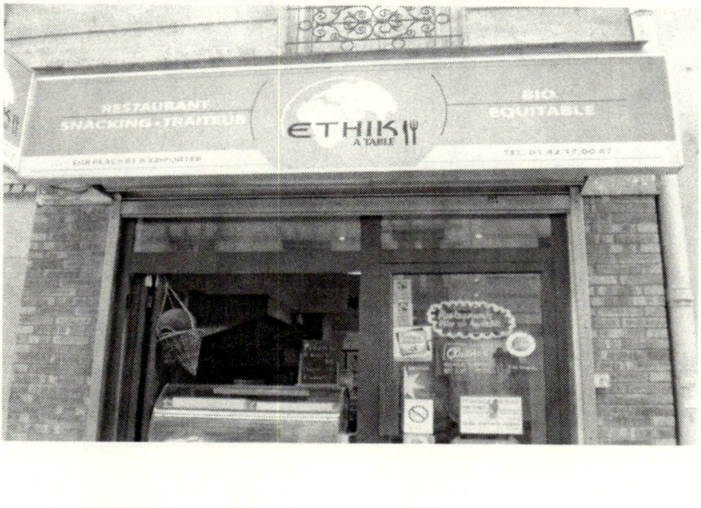

LE GRENIER NOTRE DAME
18, rue de la Bûcherie
75005 Paris
Tél: 01 43 29 98 29
100 %Végétarien, pense aux végétalien, 80 % biologique, Macrobiotique,
Ouvert: Lundi-vendredi 12-14.30 et 18.30 -22
Samedi et Dimanche: 12-23
Métro: Saint Michel
http://www.myspace.com/legrenierdenotredame

L'un des plus anciens restaurants végétariens de Paris, à proximité de Notre Dame, créé il y a 31 ans.
Formule midi à 16,50 € : entrée + plat + dessert.
Exemple de plat: assiette macrobiotique: 17,60 €
Un deuxième restaurant LE GRENIER NOTRE DAME a été ouvert cette année dans le 4ème arrondissement. Voir la description plus haut.

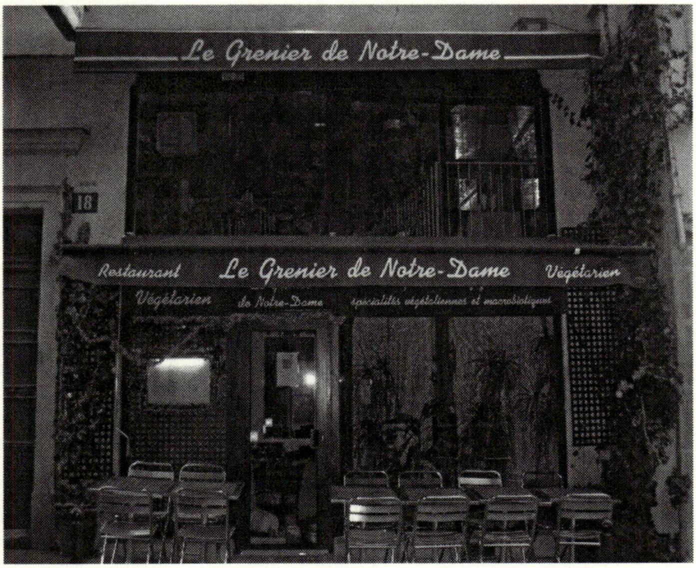

PHYTOBAR
47, boulevard Saint Germain
75005 Paris
Tél: 01 44 07 36 99
100 % Biologique bar à jus de fruits et légumes et restaurant, 90 % végétarien
Ouvert: 7/7 10-24
Repas servis de midi à minuit.
Métro: Maubert-Mutualité
Bus: 68, 24, 87, 86, 47
www.phytobar.fr

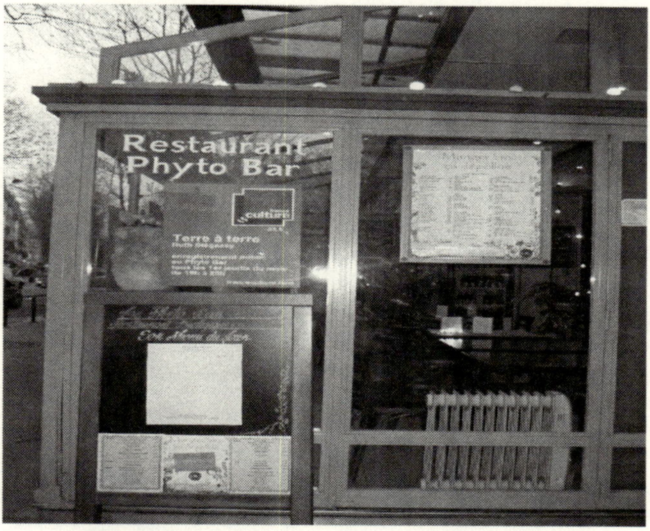

Exemple de plat:
Assiette complète composée de tofu, céréales, légumes vapeur, et crudités: 12,50 €.
Jus: carotte-gingembre: 5,50 € (bio)
Jus: betterave-carotte-gingembre: 6,50 € (bio)
Desserts: Yaourt soja: 3,20 €, Salade de fruits frais de saison (maison): 6,50 €

LE JARDIN DES PATES
4, rue Lacépède
75005 Paris
Tél: 01 43 31 50 71
50% biologique, 50 % végétarien, spécialité de pâtes biologique de riz, de blé, d'orge, de seigle....
Ouvert: 7/7, 12-14.30 et 19-23
Métro: Jussieu ou place Monge

Exemples de plats : entrées : petite assiette de crudités, 5 €, grande assiette de crudités 9 € ; pâtes de riz aux légumes sautés, gingembre et tofu, sauce de soja : 11€ ; pâtes de froment mozzarella, tomate, oignons, ail, aubergines et poivrons : 9,50€.

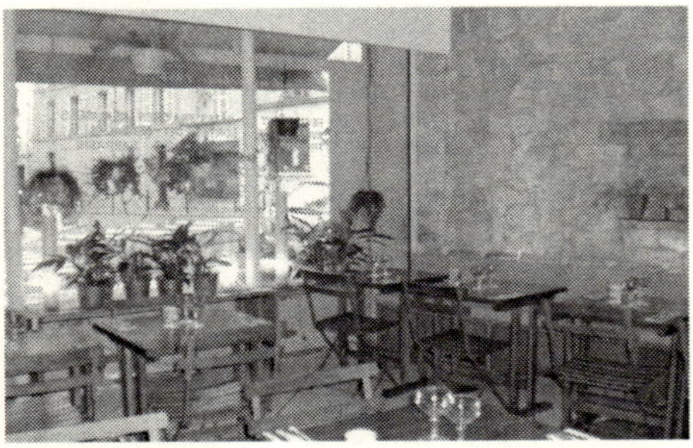

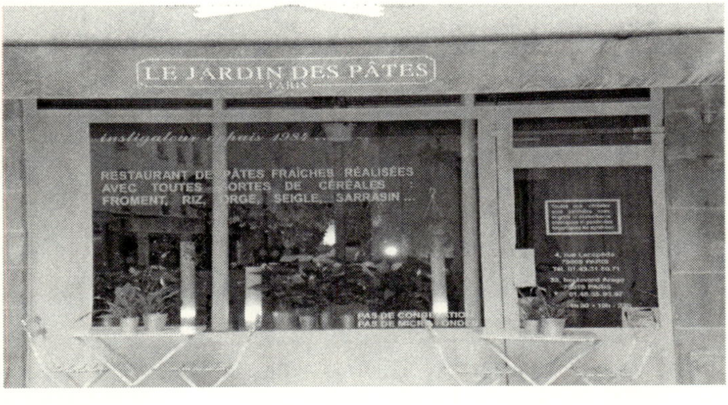
LE JARDIN DES PÂTES
RESTAURANT DE ÂTES FRAICHES REALISEES
AVEC TOUTES ORTES DE CEREALES :
FROMENT, RIZ, RGE, SEIGLE, SARRASIN ...

LES CINQ SAVEURS D'ANADA
72, rue du Cardinal-Lemoine
75005 Paris:
Tél: 01 43 29 58 54
Spécialités macrobiotiques, 100 % biologique, 90 % végétarien et végétalien.
Ouvert: mardi-dimanche, fermé le lundi, 12-14.30 et 19.30-22.30
Métro: Cardinal Lemoine, Monge
www.anada5saveurs.com

Cuisine macrobiotique. Menu complet: entrée, plat, dessert et café ou thé: 26,90 €. Grandes assiettes complètes à 14,90 €, et aussi soupes, salades, jus de fruits et légumes frais et choix de dessert.

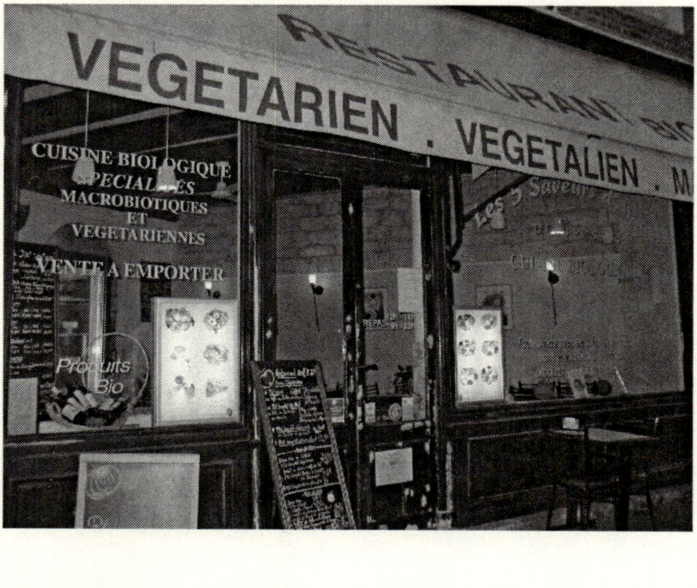

TUGALIK
4, rue Toullier
75005 Paris
Tél: 01 43 54 41 49
Restaurant traditionnel pensant aux végétariens, 30 % bio, 50 % végétarien.
Ouvert: Lundi 11.30-18 , mardi-vendredi 11.30-24
Métro: RER Luxembourg, Cluny la Sorbonne

Formules le midi de 6 à 12 €
Exemple d'entrée : soupe de citrouille au lait de coco (3,50 €) ; exemples de plats à 7,50 €: couscous de quinoa, lentilles, boulgour aux légumes, Wok de légumes au sésame noir ; desserts 2,50 € par exemple : compote de pommes maison sans sucre ajouté.

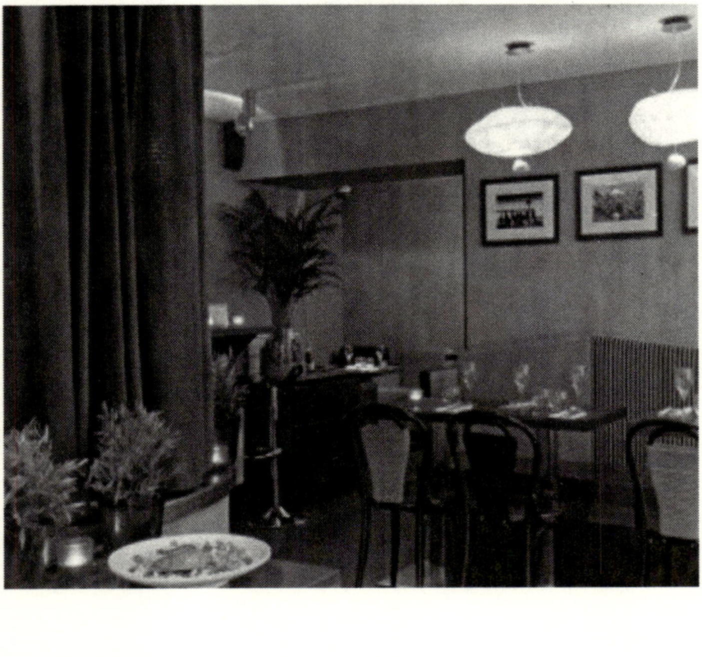

GUENMAÏ
6, rue Cardinale
75006 Paris
Tél: 01 43 26 03 24
Créé il y a 31 ans. 90 % végétarien, 90 % Bio, Macrobiotique (poisson)
Ouvert: restaurant lundi-samedi 11.45-15.30 fermé dimanche et Août, magasin ouvert 9- 20.30
Métro: Saint Germain des Près ou Mabillon

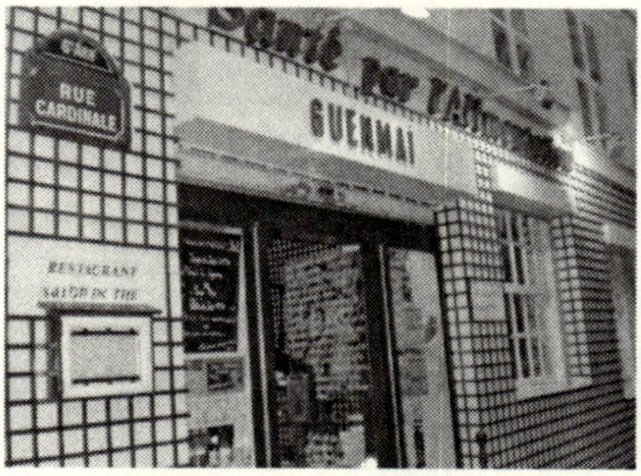

2 Plats du jour

12,50 €

Soupe miso: 4,50

Desserts: 5 €

Le plat du jour typique est composé d'une protéine (seitan-tofu ou poisson) accompagné de légumineuses, légumes cuits, crudités, deux céréales, des algues et selon les jours des tempuras (=beignets) de légumes.

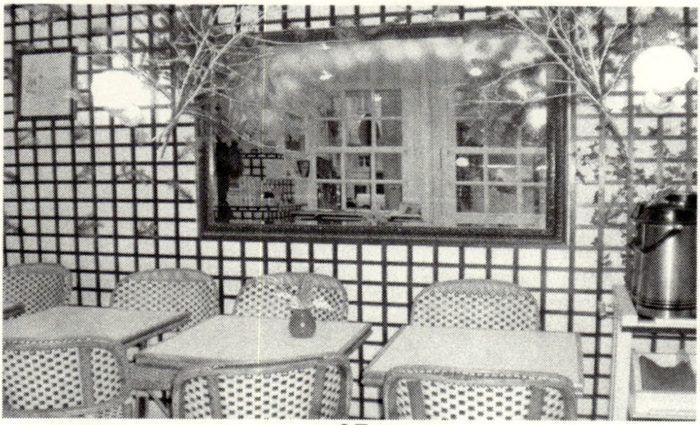

TCHA' LA MAISON DE THE
6, rue du Pont de Lodi
75006 Paris
Tél: 01 43 29 61 31
50 % végétarien, non bio
Ouvert: mardi-dimanche 12-14.30
Métro : Odéon

Exemple de menu végétarien à 18 € (sauf samedi et dimanche) Composé d'un plat : Tofu à la sichuanais accompagné de riz nature+ dessert: biscuit au gingembre + thé. Entrées végétariennes à 5,90 € par exemple: salades d'algues, paté de raves (radis blanc), raviolis pochés maison (champignons parfumés, céleri, carottes).

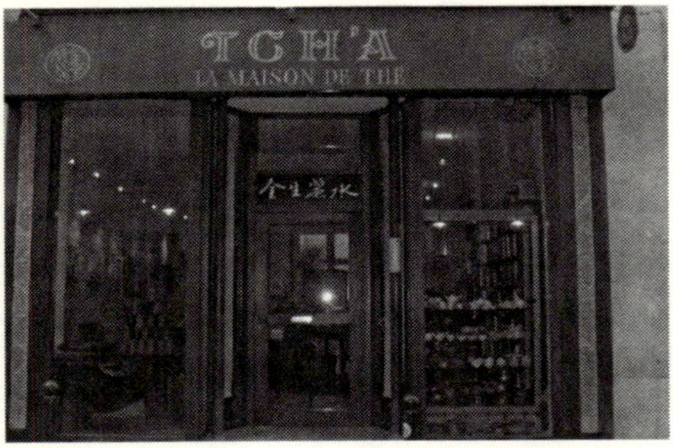

Salon

de thé
de

15h à
19h30

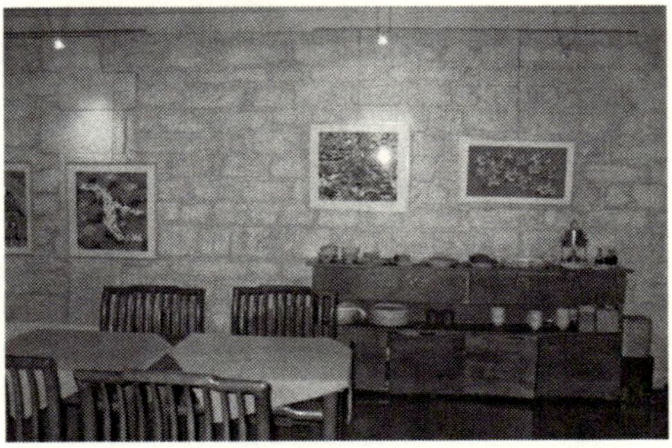

Exemple de plat végétarien: tofu nature et légumes verts à la vapeur: 10 €

VEGGIE
38, rue de Verneuil
75007 Paris
Tél: 01 42 61 28 61
Végétarien, Biologique 100 %, + boutique et traiteur,
Ouverture restauration: lundi-vendredi 12.15-14.30
Ouverture magasin: lundi-vendredi: 9.30-15 et 17-19 heures
Métro: Rue du Bac, RER Musée d'Orsay, Solférino

Exemple de menu: tarte aux légumes de saison et crudités: 11,50 €; soupe: 7,20 €. Exemples de plats du jour: couscous végétarien, gratins, etc... Desserts entre 5,50 et 6 €

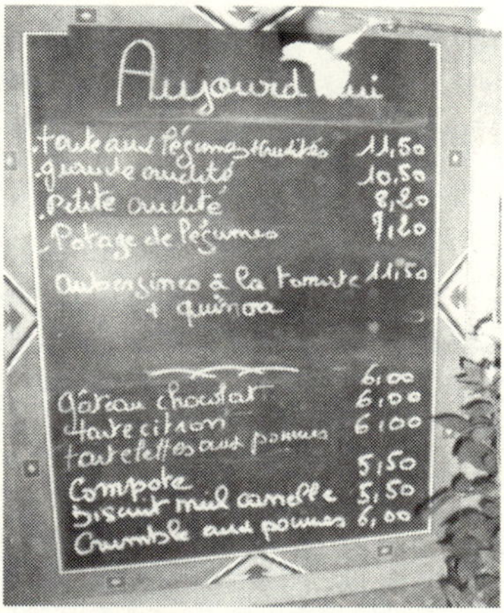

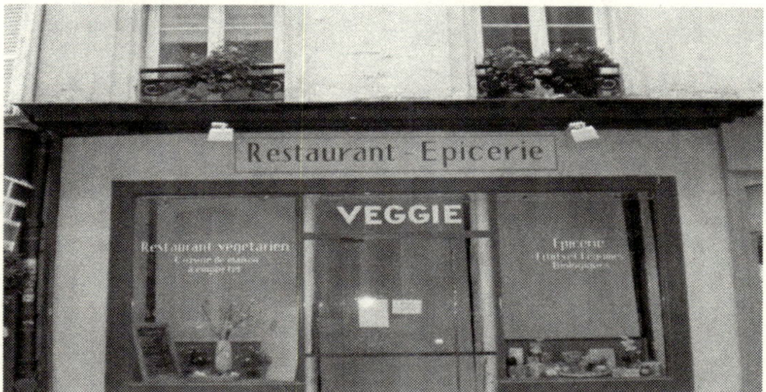

LEMONI n° 2
5, rue de Clichy
75009 Paris
Tél: 01 74 30 21 37
80 % végétarien, régime crétois, céréales bio
Ouvert: lundi-vendredi 12-15
Métro: Trinité
www.lemonicafe.fr

Cuisine de marché méditerranéenne, régime crétois, naturelle et équilibrée, les céréales sont bio. Tous les ingrédients sont frais. (Voir aussi le deuxième restaurant LEMONI dans le 9ème arrondissement)
On peut composer son assiette en choisissant les plats, les garnitures et les desserts. Les recettes sont chaque jour différentes: plats mijotés, gratins, tourtes, lasagnes. Formules à partir de 12,50 € sur place, à partir de 8 € à emporter. Jus de fruits et légumes frais, cocktail du jour 30 cl à emporter 3,15 €. Carte de fidélité.

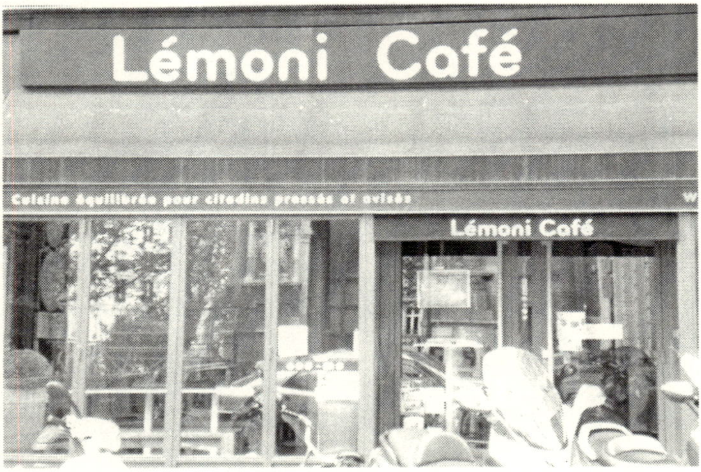

LE VÉGÉTARIEN
65, rue du Faubourg Poissonnière
75009 Paris
Tél: 01 42 47 15 14
Ouvert : lundi-vendredi 7-18
100 %végétarien, non bio
Métro: Poissonnière

Vaste assortiment d'entrées, salades, soupes, tartes végétariennes, gratins.... Exemple, gratin de légumes : 4,50 € ; tartes salées : 3 €, choix de hors d'oeuvres de 2,50 à 3,50. Choix de formules à manger sur place ou à emporter. Exemple : formule tarte salée : une tarte au choix, une petite salade, une boisson 7,50 €. Servent aussi des petits déjeuners.

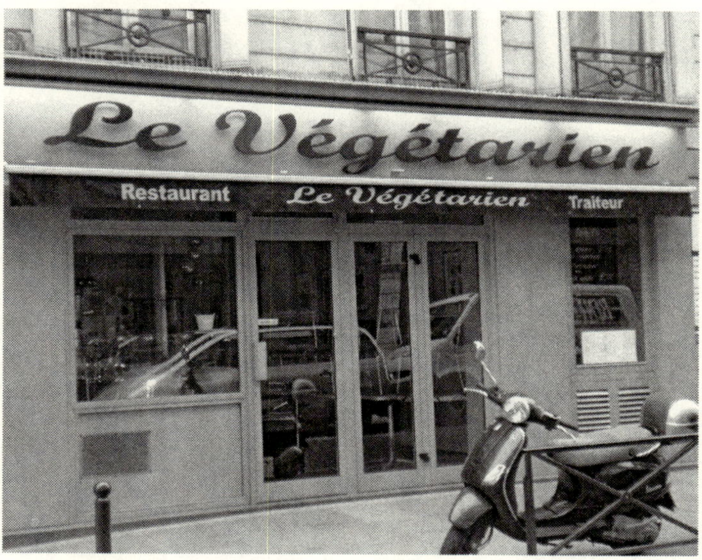

POUSSE-POUSSE
7, rue Notre Dame de Lorette
75009 Paris
Tél. : 01 53 16 10 81
100 % végétarien, 100 % bio.
Ouvert : lundi-vendredi 11-15.30 et 16.30-19.30
Métro : Notre Dame de Lorette
www.pousse-pousse.eu

Spécialités : graines germées, vente de graines germées. Bar à jus, restauration sur place ou à emporter. Formule jus+ assiette du jour : 17 €, jus d'herbe de blé : 3,50 €, jus de légumes ou fruits bio : 5,50 €. Cours de cuisine végétarienne, ateliers de germination 30 €/3 heures en fin d'après-midi.

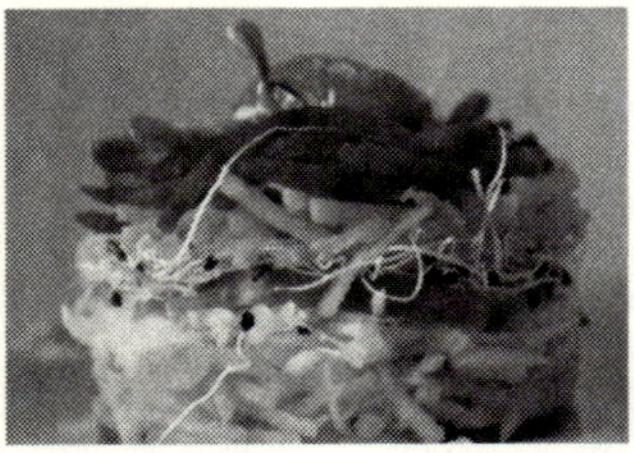

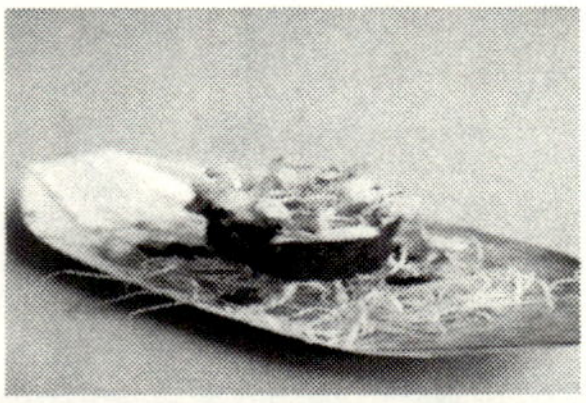

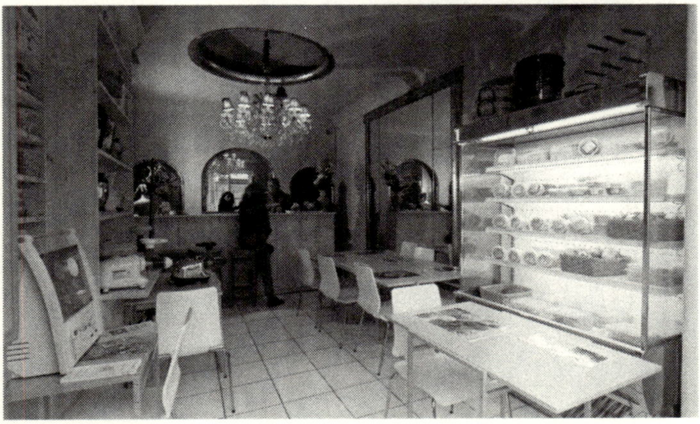

SUPER NATURE
12, rue Trévisse
75009 Paris
Tél: 01 47 70 21 03
Restaurant 70 % végétarien, 80 % bio
Ouvert : lundi-vendredi 12-14 et 19-23
Brunch le dimanche
Métro: Cadet
http://super-nature.fr

Brunch le dimanche 18 €, plats végétariens, jus de fruits et légumes, graines germées
Menus 12 et 15 €, jus de fruits et légumes frais, jus d'herbe de blé, tarte salée et crudités du jour 8,60 €

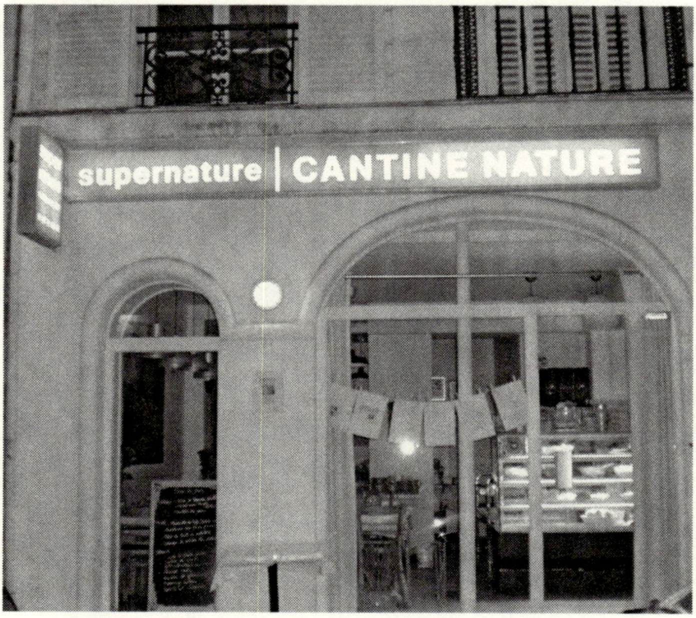

ROSE BAKERY
46 rue des Martyrs
75009 PARIS
Tél: 01 42 82 12 80
80 % bio, 70 % Végétarien
Ouvert: mardi-vendredi : 9-18.30, samedi et dimanche 10-17.30. Fermé du 15-25 Août.
Métro: Pigalle

Salades, tartes, soupes etc... et spécialités de pâtisseries biologiques anglaises de 3 à 7 € (prix à emporter). Voir aussi ROSE BAKERY 2

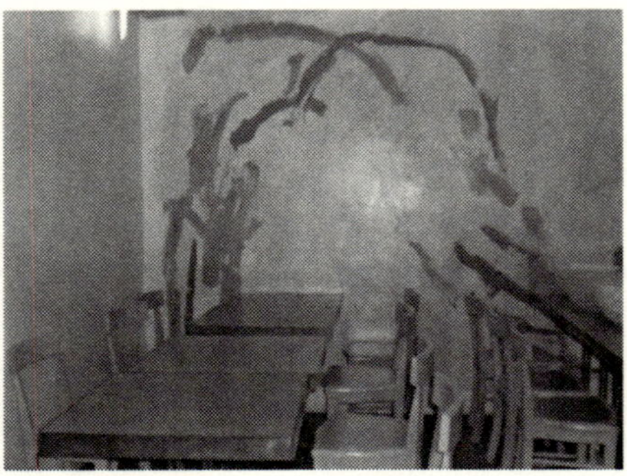

Coktail de jus de fruits et légumes bio: à partir de 6,50 €
Porridge: 7 €
Assiette de légumes 12,50 €

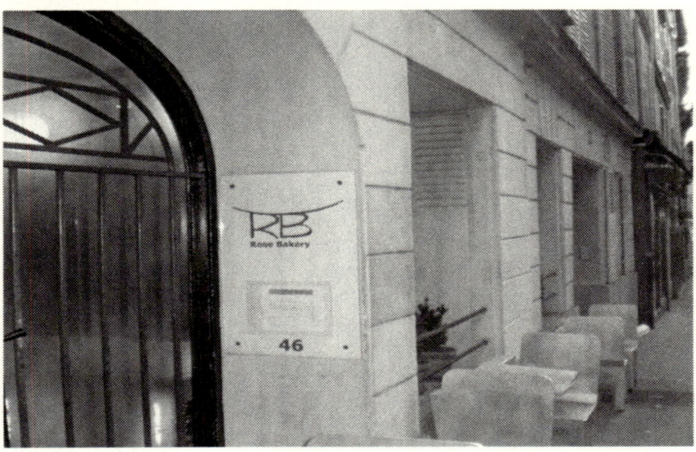

LA CHANDELLE VERTE
40, rue d'Enghien
75010 Paris
Tél: 01 47 70 25 44
Ouvert : lundi-vendredi 12-14.30
80 % bio, 15% végétarien, restaurant français traditionnel et biologique, pensant aux végétariens.
Métro: Château d'eau

Menu végétarien à 14,50 € (entrée + plat) : choix entre trois entrées et deux plats. Exemple d'entrée : rillette végétale aux champignons. Plat : assiette végétarienne comprenant céréale, légume, légumineuse, tofu, graines germées. Exemple de dessert bio : crème d'avoine et romarin à la pulpe de vanille ou à la cannelle, 6 €.

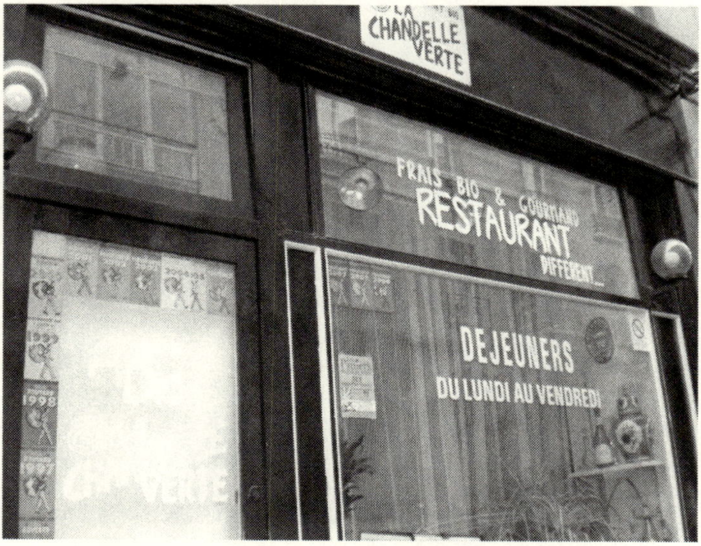
CHANDELLE VERTE
FRAIS BIO & GOURMAND
RESTAURANT
DIFFERENT...
DEJEUNERS
DU LUNDI AU VENDREDI

NAPOLIPARIS
8, rue de la Grange aux Belles
75010 Paris
Tél: 01 42 49 00 71
100% Végétarien, 99 % bio, spécialité cuisine italienne, pain maison.
Ouvert: mardi-samedi 12-14 et 20-22.30 ; réservation recommandée.
Métro: Bonsergent, Colonel Fabien, Gare de l'Est
www.napoliparis.com
On trouve dans ce lieu à la fois de quoi vêtir le corps et le nourrir. Carmen Ragosta, styliste, a deux passions la mode, et la cuisine végétarienne. Toutes spécialités italiennes. Formule midi 10 € (plat+ dessert ou entrée+ plat), pain fait maison, brusquettes, lasagnes végétariennes etc... Jus de fruits et légumes biologiques. Plats à manger sur place ou à emporter. Soirées artistiques et conviviales organisées régulièrement le vendredi.

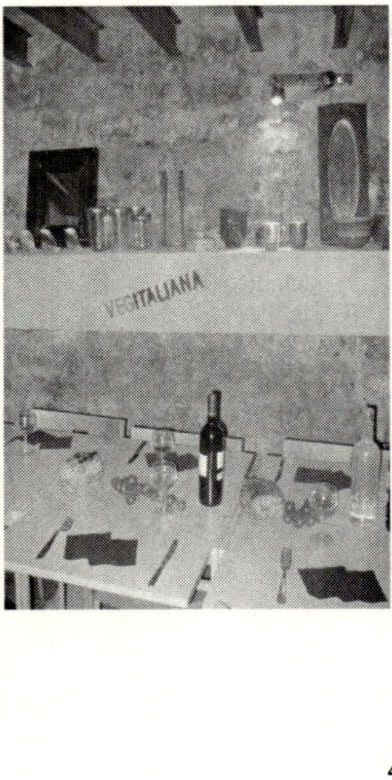

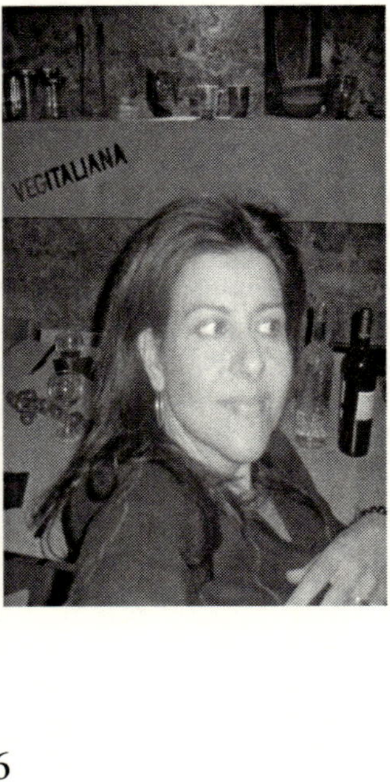

KRISHNA BHAVAN
24, rue Cail
75010 Paris
Tél: 01 42 05 78 43
Végétarien, cuisine indienne, produits non biologiques
Ouvert: lundi-dimanche 11-23
Métro: Gare du Nord, La chapelle
www.restaurationindienne.com

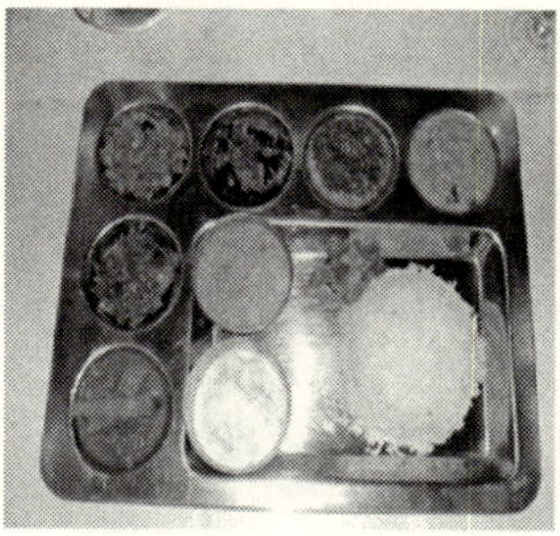

Menu à partir de 10.50 €
Bajji (beignet) d'aubergine : 2,10 €, Bajji aux pommes de terre, 2,10 €, Samosa triangle de farine avec pommes de terre, petits pois et carottes rapées : 1 €, Chappatti (pain indien) 4 €.

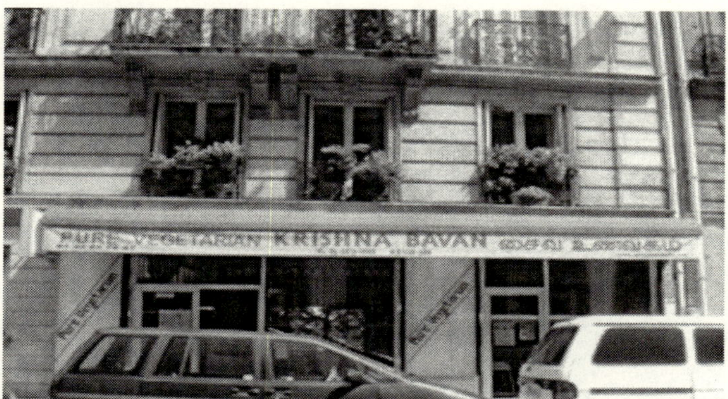

LE JARDIN DES VOLUPTES
10 rue de l'Echiquier
75010 Paris
Tél: 01 48 01 68 28
100 % végétarien, 75 % bio, fabrication de pain sans gluten sur place, spécialité de desserts sans gluten et sans sucre
Métro: Bonne-Nouvelle ou Strasbourg Saint Denis
Ouvert : 7/7 ; 11-16, brunch le dimanche 10-15 ; le soir sur réservation à partir de 6 personnes.
Plat : composé d'une assiette comprenant céréales, légumineuses, légumes cuits et crudités 11,90 €

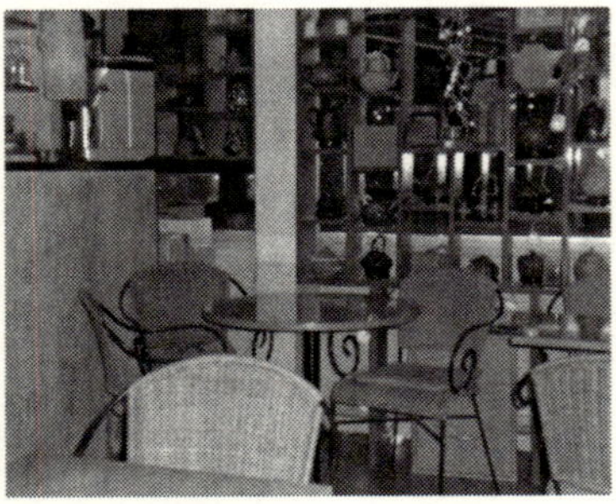

Formules midi: entrée + plat ou plat + dessert 13,50 €
Ou
entrée+plat+dessert 20 €

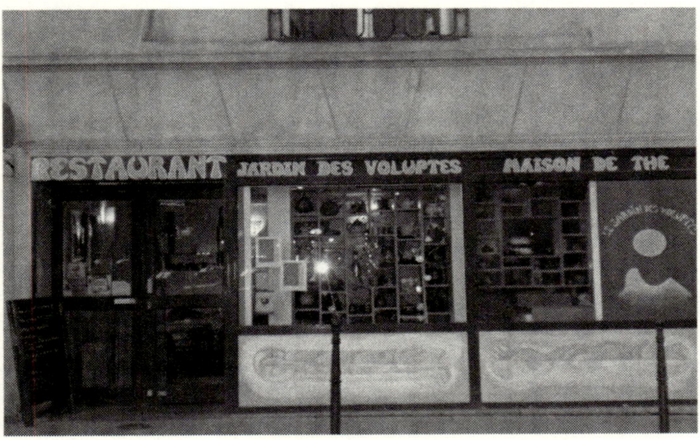

LE BAR A SOUPES
33, rue de Charonne
75011 Paris
Tél: 01 43 57 53 79
90 % végétarien, non bio
Restaurant offrant chaque jour un choix de 6 soupes fraîches (dont 5 végétariennes) formules à partir de 6,50 € (soupe + pain). Proposent aussi des salades, des assiettes de fromage, etc...Formule déjeuner : soupe+assiette fromage+ dessert et boisson à 9,90 €.
Ouvert: lundi-mercredi 12-15 et 18.30-22.30 ;
jeudi-vendredi- samedi 12-15 et 18.30-23
Métro: Ledru Rollin
http://www.lebarasoupes.com

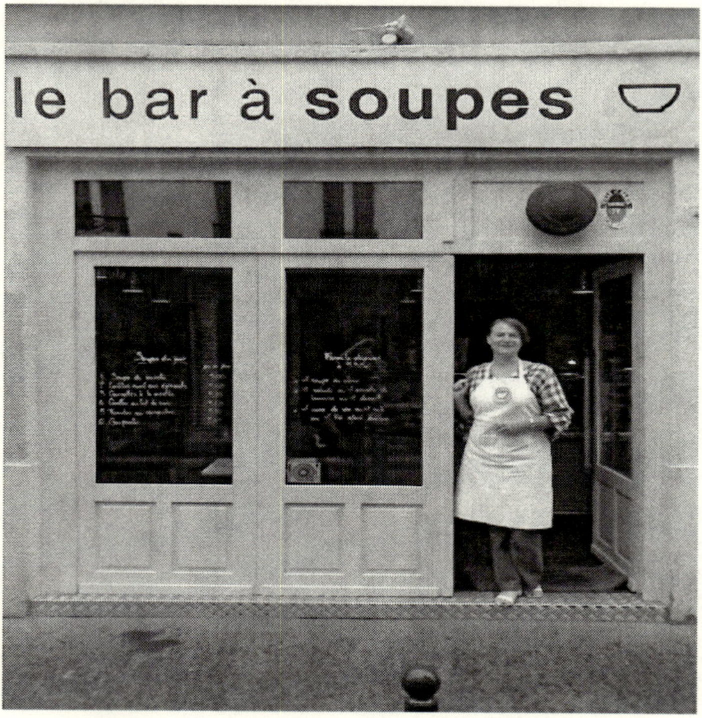

SOYA
20, rue de la Pierre Levée
75011 Paris
Tél: 01 48 06 33 02
95 % biologique, 100 % végétarien (susceptible de devenir végétarien à 90 % en cours d'année), pense aux végétaliens.
Ouvert: lundi-samedi 12-16 (horaires susceptibles de changements à partir du mois de juin 2009, ouverture du soir prévue et brunch le samedi et dimanche matin)
Métro: Oberkampf- Goncourt-République-Parmentier

Cuisine du monde: cuisine végétarienne variée et créative inspirée de l'Inde et d'autres pays. Fomule à 15 € (entrée + plat + dessert ou plat + cocktail de fruits frais pressés biologiques). Jus de fruits et légumes frais, smoothies : 5 €.

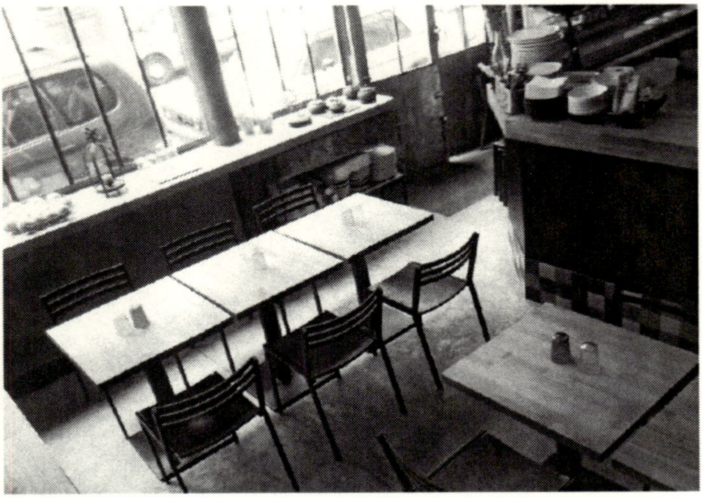

TIEN HIANG
92, rues du Chemin Vert
75011 Paris
Tél: 01 43 55 83 88
Cuisine 100 % végétarienne asiatique avec « viandes » végétales, sans OGM, sans oeufs, non biologique.

Ouvert: mardi-dimanche 12-15 et 18.30-22.30
Métro: Père Lachaise, Saint Maur

Exemples de plats:
Légumes sautés: 5,5€,
Tofu sauté au basilic: tofu, basilic poivrons, champignons de Paris, bambous: 6,50€
Mini-pâté impérial (nems 4 pièces) 4 €

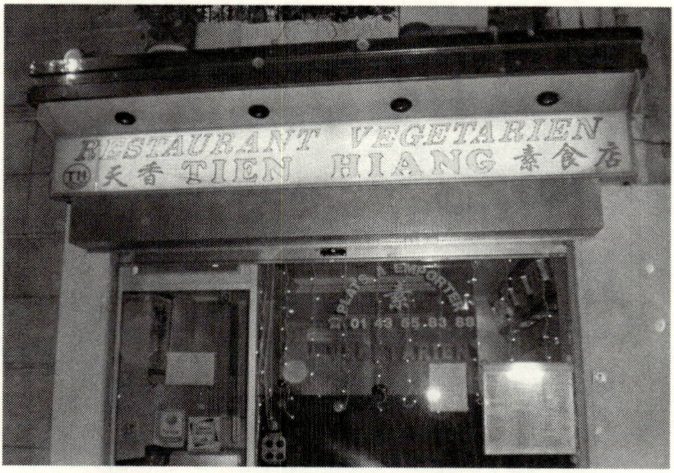

BIOART
3 quai François Mauriac
75013 Paris
Tél: 01 45 85 66 88
Restaurant traditionnel biologique pensant aux végétariens
Ouvert: lundi-samedi 12-15 et 19-23.30
Métro: Quai de la Gare, RER C bibliothèque François Mitterand, Métro François Mitterand, et quai de la gare.
www.bioart.fr

1er étage: restaurant
Rez-de-chaussée: brasserie
Plat du jour à partir de 14 € au restaurant
Salade et pâtes fraîches à partir de 9 € à la brasserie.
Choix de salades et de jus frais.
Deux formules chaudes végétariennes sont proposées chaque jour et un choix de salades.

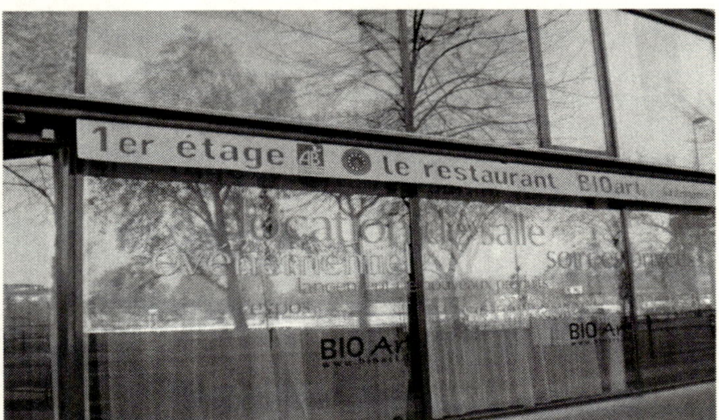

GREEN GARDEN

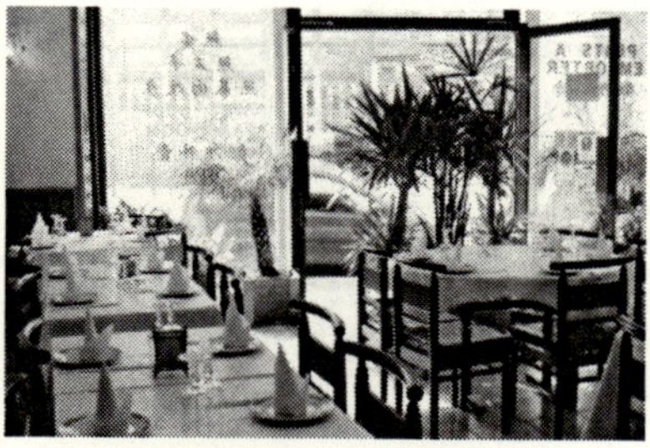

20, rue Nationale
75013 Paris
Tél: 01 45 82 99 54
Restaurant végétarien et végétalien, cuisine asiatique avec « viandes » végétales, sans OGM, sans oeufs, sans glutamate, et sans alcool, non biologique.
Ouvert: lundi-dimanche, sauf mardi, 12-15 et 19-22.30
Métro: Porte d'Ivry
www.greengarden.fr
Petit coin boutique de produits alimentaires ; Vente à emporter.
Exemple de plats: salade aux algues et sésame 5,50 €, assortiment de 4 raviolis à la vapeur 4 €, soupe aux nouilles et raviolis, 6,80 € ; Nems 4€, légumes de saison sautés 6 €, aubergines sautées au basilic 6 €, tofu sauté au basilic 6 €.

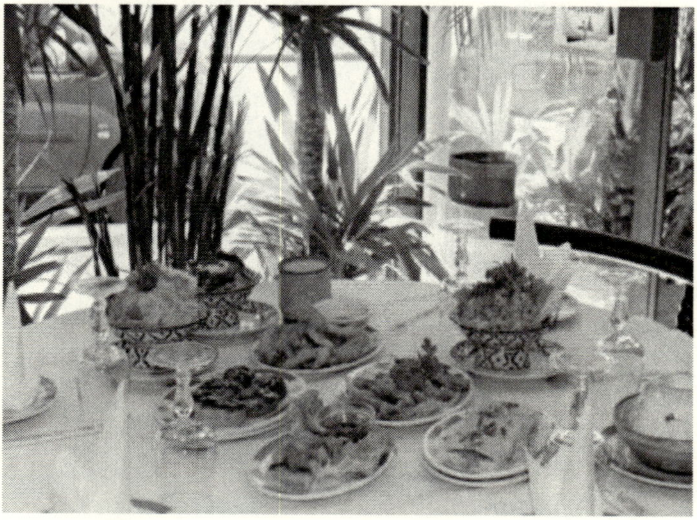

LA BONNE HEURE
72, rue du moulin des prés
75013 Paris
Tél: 01 45 89 77 00
90 % végétarien, 95 % bio, spécialités de tartes aux légumes
Ouvert: lundi-dimanche, sauf Dimanche soir, 12-14.30 et 19-22.30
Métro: Tolbiac

Exemple de plat: part de tarte aux légumes servie avec salade verte, graines germées, crudités et légumes cuits: 12 €
Choix de plats et de desserts du jour, vins bio et tisanes. Cuisine familiale.

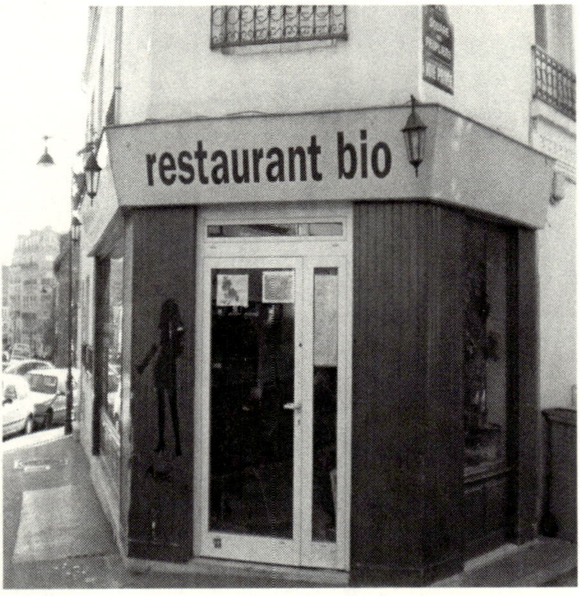

DIETETIC SHOP
11, rue Delambre
75014 Paris
Tél: 01 43 35 39 75
www.dietetic-shop.fr
Métro: Vavin

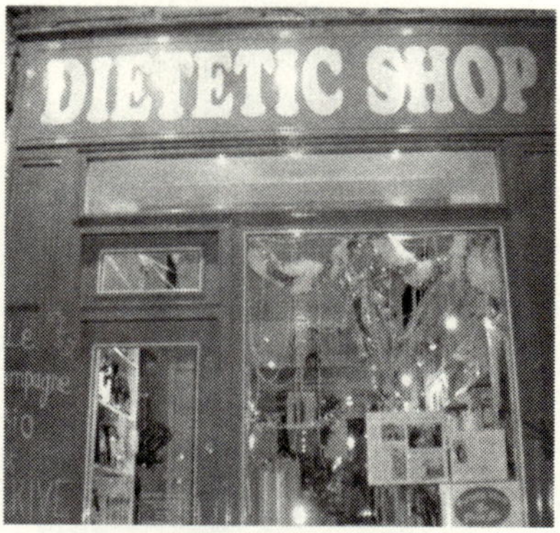

100 % végétarien, 100 %bio et boutique de produits bio.

Ouvert: lundi-vendredi 11-22.30 et samedi :11-15 ; plats chauds servis de 12-15 ; plats froids et potages l'après midi ; service du soir pour les plats chauds 18.30-22.30.
L'un des plus anciens restaurants végétariens de Paris (existe depuis 39 ans). Exemple de plat: grande assiette avec tarte aux légumes, salade, crudités, 2 céréales ou même chose avec croustillade de soja ou gratin de légumes, pour 12,30 €. Jus de fruits frais, choix de plats du jour et de desserts du jour.

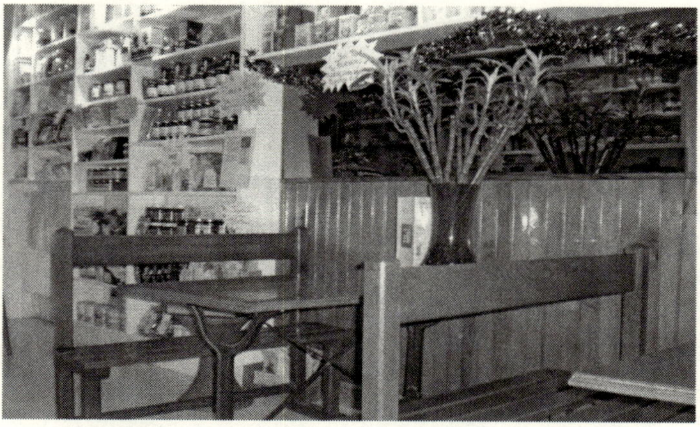

AQUARIUS
40 rue de Gergovie
75014 Paris
Tél: 01 45 41 36 88
100 % végétarien, 50 % bio (prévoit de passer à 100 % bio en cours d'année 2009)
Ouvert: lundi-samedi 12-14.15 et 19-23
Métro: Plaisance

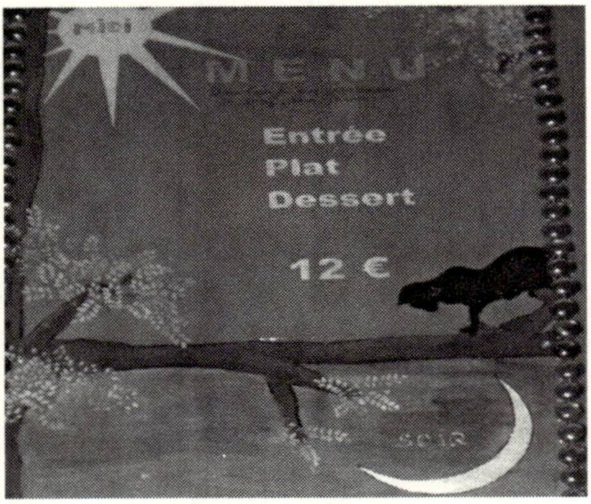

L'un des plus anciens restaurants végétariens de Paris. Plats du jour variant selon la saison, choix de grandes salades à 12 €, formules menus 12 € le midi (entrée+ plat+dessert)

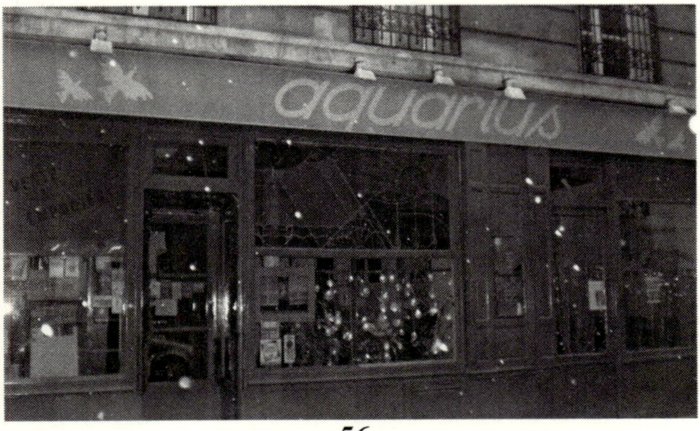

NEW'S ART CAFE
14 rue de l'Ouest
75014 PARIS
Tél: 01 43 27 77 77
90 % végétarien, 30 % bio, tartes salades, soupes, jus de fruits et légumes frais
Ouvert : lundi-dimanche 9-22.

Métro: Gaité (sortie Léopold Bellan)
www.newsartcafe.free.fr

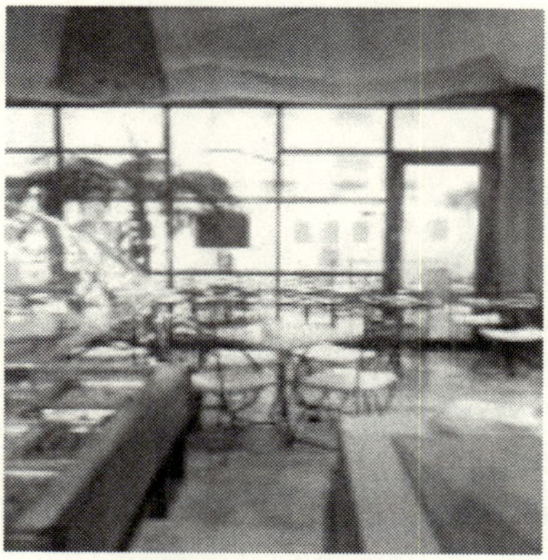

Formule bien-être
composée d'une soupe + tarte aux légumes (bio) et salade verte + boisson ou dessert :
9,90 EUR.

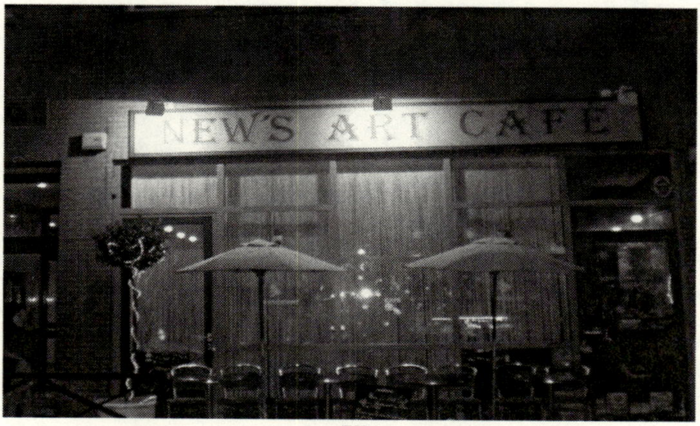

BIO PRESTIGE
92, boulevard
des Batignolles
75017 Paris
Tél: 01 45 22 53 52

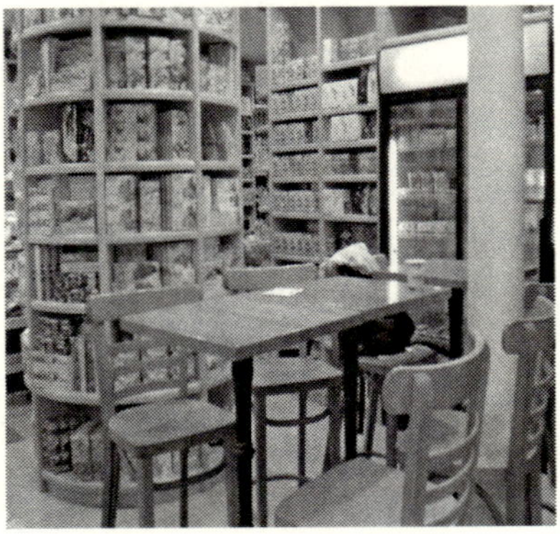

Ouvert : mardi-dimanche 12-21.30
99 % bio, 100% végétarien, spécialité cuisine franco-italienne (aussi épicerie bio,voir la partie magasins bio)
Métro: Villiers

Spécialités italiennes biologiques et végétariennes. Compter 9 € pour une assiette végétarienne. Coin repas à l'intérieur de boutique bio, plus terrasse.
Présentoir de spécialités à manger sur place ou à emporter, compter entre 10 et 20 € pour un repas.

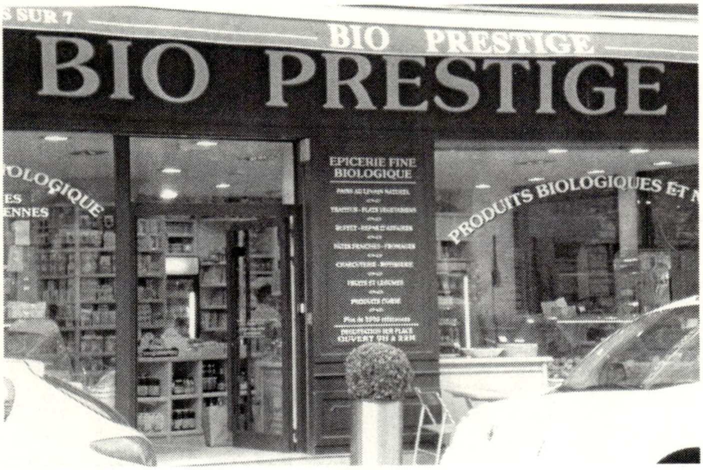

L'EPICERIE VERTE
5 rue Saussier Leroy
75017 Paris
Tél: 01 47 64 19 68
100 % végétarien, 100 % bio (+ boutique)
Ouvert: restauration lundi-samedi 12-19.30, boutique 10-20
Métro: Ternes

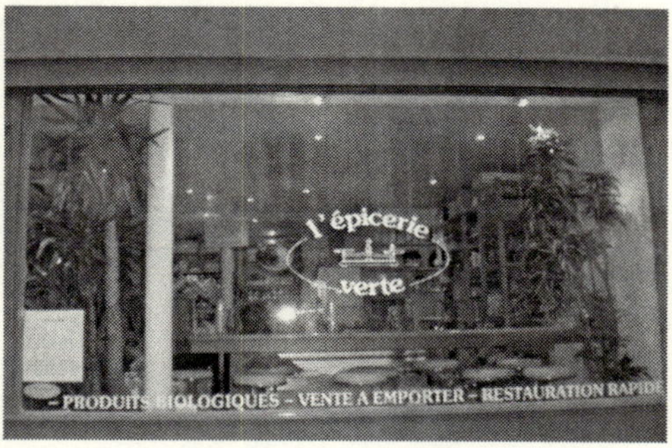

Exemple de plats : part de tarte blette, courge, fenouil et salade verte : 6 €, ou gratin de blé, chou vert, courgette, potimarron, champignon plus deux crudités râpées au choix : 8,50 € ; desserts cake aux pruneaux 3,70 €. A manger sur place dans le coin repas de la boutique ou à emporter.

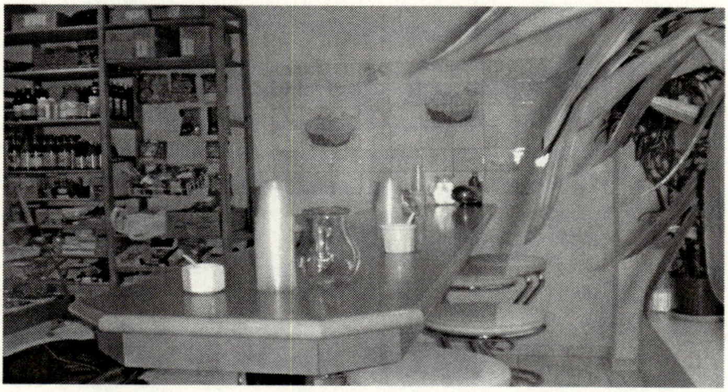

JOY IN FOOD
2 rue Truffaut
75017 PARIS

Tél: 01 43 87 96 79

Ouvert : lundi-vendredi 12-15
Fermé le soir et le dimanche
Sur réservation le soir à partir de 10 personnes.
Métro : Place de Clichy, Brochant, Rome
100 %végétarien, 80 % bio

Entrées de 4 à 6 € ; tartes de légumes servies avec des crudités 10 €, desserts 4 €, menu à 13 € entrée et plat ou plat et dessert, menu à 17 € entrée, plat et dessert. Exemples de desserts : gâteau au chocolat avec crème fraîche, apple crumble. Exemple de plat : gratin de céréale (Kasha) avec légumes 10 € ; Raviolis au fromage avec légumes 10 €. Plats sans gluten préparé à la demande.

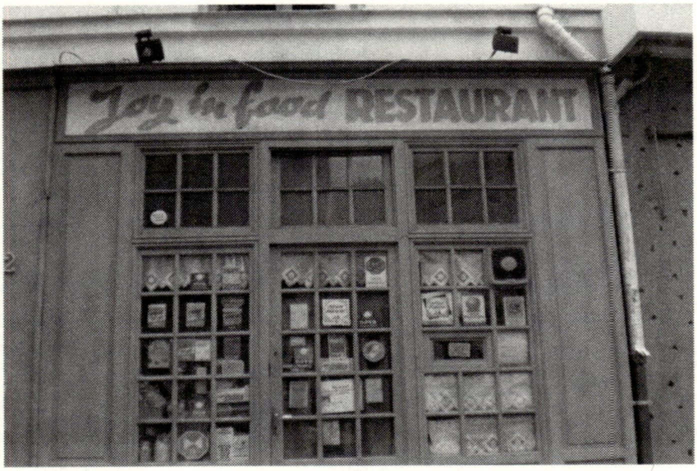

GRAIN DE FOLIE
24 rue de Lavieuville
75018 Paris
Tél: 01 42 58 15 57

100 % végétarien, 100 % bio, plats sans gluten à la demande
Ouvert:
Eté : (du 1er mai au 30 novembre) 7/7 12.30-15 et 19.30-22.30
Hiver : (décembre à avril) du mardi soir au Dimanche midi 12.30-14.30 et 19.30-22.30

Métro: Abesses
Au pied de la butte Montmartre.

Exemple de plats : grande assiette complète : trois crudités, une céréale, une légumineuse, légumes cuisinés, avec fromage de chèvre/ou seitan : 12 €, avec apple crumble : 16 €.

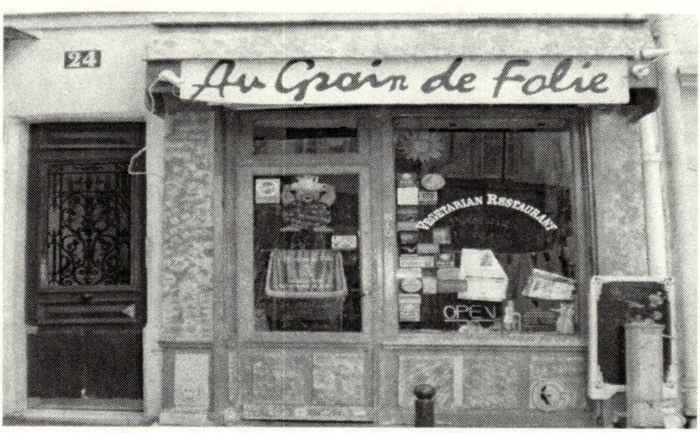

2

BARS À JUS

RESTAURATION RAPIDE DE QUALITÉ

SUR PLACE ET A EMPORTER

PENSANT AUX VÉGÉTARIENS

Nous avons répertorié ici les établissements qui offrent des jus de fruits et légumes frais et/ou souvent des soupes, sandwiches, salades sur place et à emporter. Ce sont dans la grande majorité des cas des établissements non végétariens mais proposant un choix pour les végétariens. La plupart du temps leurs jus et produits ne proviennent pas de l'agriculture biologique. Dans certains d'entre eux, un petit nombre de produits seulement proviennent de l'agriculture biologique. Les établissements sont répertoriés par arrondissement.

1er arrondissement

BIOBOA
3, rue Daniel Casanova
75001 Paris
Tél: 01 42 61 17 67
BIOLOGIQUE
Bar à jus de fruits et légumes, petit jus de carotte bio: 5 € (Voir aussi la partie « restaurants »)
Ouvert: lundi-samedi 11-18
Métro: Opéra

COJEAN Samaritaine
19, rue de la monnaie
75001 Paris
Tél: 01 40 08 80
Snack pensant aux végétariens, bar à jus de fruits et légumes, **jus d'herbe de blé**, soupes..., seuls quelques produits sont biologiques et végétariens.
Ouvert: lundi-samedi 8-18
Métro: Pont-Neuf
www.cojean.fr
Voir toutes les autres adresses Cojean ci-dessous

LA FERME
55-57, rue Saint Roch
75001 Paris
Tél: 01 40 20 12 12
BIOLOGIQUE
Jus de fruits et légumes frais, **jus d'herbe de blé**...
(Voir aussi la partie « restaurants »
Ouvert: lundi-samedi, 11-19
Métro: Pyramides

LE PAIN QUOTIDIEN, SAINT HONORÉ
18, Place du marché Saint Honoré
75001 Paris
Tél: 01 42 96 31 70
Boulangerie bio et restauration. Pensant aux végétariens, restauration partiellement biologique. Propose chaque jour une soupe aux légumes biologiques avec pain biologique à 4,90 € petite soupe, ou 6,40 € grande soupe. Propose aussi chaque jour une quiche biologique avec une salade 14,30 € . Petits déjeuners en grande partie bio servi jusqu'à midi en semaine et jusqu'à 17 heures le dimanche et les jours fériés.
Ouvert: 7/7, 8-22
Métro: Tuileries
Voir les autres adresses ci-dessous.

MIX JUICE BAR
81, rue Rambuteau
75001 Paris
Tél: 01 42 33 40 28
Ouvert: 7/7 - 10.30-18.30
Métro: Etienne Marcel, les Halles, RER châtelet les Halles

Bar à jus non bio, smoothies, wraps, sandwiches, soupes, salades à base de produits frais. Petit jus de carottes 2,90 €, menus à partir de 6,50 €
www.mixjuicebar.com

WANNA JUICE MONTORGUEIL
9 rue Montorgueil
75001 Paris
Tel: 01 71 18 27 05
Jus de fruits frais, sandwiches (végétariens et non végétariens, salades, viennoiseries, soupes. Le pain et les céréales sont biologiques.
Ouvert: lundi-vendredi 8.30-19, samedi et dimanche 11-18

www.wannajuice.com
Métro: Les Halles
Petit jus de carottes: 3,10 €
Cocktail: orange, pommes, carottes gingembre: 3,90€
(Voir autres adresses ci-dessous)

2ème arrondissement

EXKI
9, boulevard des Italiens
75002 Paris
Tél: 01 42 61 06 52
Ouvert: lundi-vendredi 8-21, samedi 9-21
Métro: Richelieu-Drouot
Chaîne européenne de snacks, pensant aux végétariens, avec quelques produits biologiques, privilégiant la fraîcheur des produits. Choix varié de soupes (3,90€), plats chauds (6,45€), sandwiches végétariens (de 3,15 à 6,45 €), tartes salées (5,45 €), salades (de 4,15 à 6,45 €). Ouvert le matin, pour des

petits déjeuners partiellement biologiques. Voir aussi les autres adresses EXKI dans les 13ème et 14ème arrondissements.

JOUR
29, rue du Louvre
75002 Paris
Tél: 01 40 26 40 20
Ouvert: lundi-vendredi 11.45-16.30
Métro: Les Halles

Chaîne de snacks pensant aux végétariens, utilisant des produits frais (non bio). Tous les restaurants proposent chaque jour une soupe végétarienne différente (la petite 33 cl: 3,80), des wraps végétariens, et la possibilité de composer ses salades sur mesure.
(Voir les autres adresses ci-dessous)

JOUR ET NAKED
22, rue des Capucines
75002 Paris
Tél: 01 42 97 43 00
Ouvert: lundi-samedi 9-18
Association de deux chaînes de restauration rapide pensant aux végétariens, utilisant des produits frais (non bio). Tous les restaurants proposent chaque jour une soupe végétarienne différente (la petite 33 cl: 3,80), des wraps végétariens, et la possibilité de composer ses salades sur mesure.
www.jour.fr
www.nakedfood.fr

JOUR
36 bis, Avenue de l'Opéra
75002 Paris

Tél: 01 42 66 12 84
Ouvert: lundi-samedi 11.45-16.30
Métro: Opéra
Prix et description voir ci-dessus

JOUR
29, rue du Louvre
75002 Paris
Tél: 01 40 26 40 20
Ouvert: lundi-vendredi 11.45-16.30
Métro: Louvre-Rivoli
Prix et description voir ci-dessus

LE PAIN QUOTIDIEN, MONTORGUEIL
2, rue des Petits Carreaux
75002 Paris
Tél: 01 42 21 14 50
Propose chaque jour une soupe aux légumes biologiques avec pain biologique à 4,90 € petite soupe, ou 6,40 € grande soupe. Propose aussi chaque jour une quiche biologique avec une salade 14,30 € . Petits déjeuners en grande partie bio servi jusqu'à midi en semaine et jusqu'à 17 heures le dimanche et les jours fériés.
Ouvert: 7/7, 8-22
Métro: Sentier

O'KIS
79, rue de Richelieu
75002 Paris
Tél: 01 42 60 04 21
Bar à jus, snack 20% bio, petits déjeuners
Jus de carottes 3,50
Ouvert: lundi-vendredi 9-17
Métro: Bourse ou 4 Septembre

SMOOTH AND CO
39-41 Passage Choiseul
75002 Paris
Tél: 01 58 62 42 30
Bar à jus, snack, non bio
Jus de carottes 3,50, moyen 4,50 €, grand 5,10 €
Métro: 4 Septembre

4ème arrondissement

LE PAIN QUOTIDIEN, MARAIS
18-20, rue des Archives
75004 Paris
Tél: 01 44 54 03 07
Propose chaque jour une soupe aux légumes biologiques avec pain biologique à 4,90 € petite soupe, ou 6,40 € grande soupe. Propose aussi chaque jour une quiche biologique avec une salade 14,30 € . Petits déjeuners en grande partie bio servi jusqu'à midi en semaine et jusqu'à 17 heures le dimanche et les jours fériés.
Ouvert: 7/7, 8-22
Métro: Hôtel de ville

MYBERRY
25, rue Vieille du Temple
75004 Paris
Tél: 01 42 74 54 48
Bar à jus de fruits, glaces au yaourt, smoothies, et smoo'soups (soupes légumes + yaourt), non bio.
Salades de fruits 180 ml: 3,90 €
Petite glace au yaourt nature: 2,90 €
Petit jus de fruit: 4,50 €
Petit smoothie: 4,90 €
Ouvert: 7/7, 12-00
Métro: Hôtel de Ville

ETIKATABLE
5, rue de la Collégiale
75005 Paris
Tél: 01 42 17 00 87
100% Bio, 80 % Végétarien, vente à emporter ou à manger sur place. Jus de fruits et légumes, smoothies, Formules sandwich ou panini 7.50 €; Happy Hours (tarif réduit) de 15-17 heures tous les jours de la semaine. Voir aussi dans la partie « Restaurants »
Ouvert: Lundi-vendredi 9-21
Métro: Gobelins
www.ethikatable.com

MAOZ FALAFEL
8, rue Xavier Privas
75005 Paris
Tél: 01 43 26 36 00
Végétarien, spécialités de falafels à composer soi-même, vente à emporter ou à manger sur place (12 places assises dans le coin repas), alimentation non biologique.
Ouvert: tous les jours 11.30-24
Falafels de 3,90 € à 6,90 €
(pas de jus de fruits frais)
Métro: Saint Michel
www.maozveg.com

MIX JUICE BAR
92, boulevard Saint Germain
75005 Paris
Tél: 01 43 26 52 33
Ouvert: 7/7 - 10.30-18.30
Métro: Cluny la Sorbonne

Bar à jus non bio, smoothies, wraps, sandwiches, soupes, salades à base de produits frais. Petit jus de carottes 2,90 €, menus à partir de 6,50 €
www.mixjuicebar.com

PHYTOBAR
47, boulevard Saint Germain
75005 Paris
Tél: 01 44 07 36 99
100 % Biologique bar à jus de fruits et légumes et restaurant végétarien (voir la partie « restaurants »)
Ouvert: 7/7 10-24

WANNA JUICE MOUFFETARD
137, rue Mouffetard
75005 Paris
Tel: 01 77 32 11 61
Jus de fruits frais, sandwiches (végétariens et non végétariens, salades, viennoiseries, soupes. Le pain et les céréales sont biologiques.
Ouvert: lundi-vendredi 8.30-19, samedi et dimanche 11-18
www.wannajuice.com
Métro: Censier-Daubenton
Petit jus de carottes: 3,10 €
Cocktail: orange, pommes, carottes gingembre: 3,80€

6ème arrondissement

WANNA JUICE ODEON
65 rue Saint André des arts
75006 Paris
Jus de fruits frais, sandwiches (végétariens et non végétariens, salades, viennoiseries, soupes. Le pain et les céréales sont biologiques.

Tél: 01 46 34 11 90
Ouvert: 7/7 hiver de 9-19, été: 9-23
Métro: Odéon
www.wannajuice.com
Petit jus de carottes: 3,10 €
Cocktail: orange, pommes, carottes gingembre: 3,80 €

7ème arrondissement

COJEAN Bon Marché
Sous-sol du magasin, près de la librairie
24, rue de sèvres
75007 paris
Tél: 01 42 22 81 60
Snack pensant aux végétariens, bar à jus de fruits et légumes, jus d'herbe de blé, soupes...
Ouvert: lundi-vendredi 11-18.30 et samedi 11-19
Métro: Sèvres-Babylone
www.cojean.fr
Description des plats voir ci-dessus

LE PAIN QUOTIDIEN, VARENNE
25, rue de Varenne
75007 Paris
Tél: 01 45 44 02 10
Propose chaque jour une soupe aux légumes biologiques avec pain biologique à 4,90 € petite soupe, ou 6,40 € grande soupe. Propose aussi chaque jour une quiche biologique avec une salade 14,30 € . Petits déjeuners en grande partie bio servi jusqu'à midi en semaine et jusqu'à 17 heures le dimanche et les jours fériés.
Ouvert: 7/7, 8-22
Métro: Rue du Bac

C'NATURE
16, place de la madeleine (au premier étage du magasin Orange)
75008 Paris
Tél: 01 42 66 58 17
Snack, bar à jus pensant aux végétariens, quelques produits seulement proviennent de l'agriculture biologique. Les jus de légumes frais ne sont pas bio.
Ouvert: lundi-vendredi 9-19, samedi 10-19
Métro: Madeleine

COJEAN Malesherbes
64, rue des mathurins
75008 paris
Tél: 01 49 24 09 24
Snack pensant aux végétariens, bar à jus de fruits et légumes, jus d'herbe de blé, soupes...
Ouvert: lundi-vendredi 11-16
Métro: Saint Augustin
www.cojean.fr

COJEAN Marboeuf
19, rue clément Marot
75008 Paris
Tél: 01 47 20 44 10
Snack pensant aux végétariens, bar à jus de fruits et légumes, jus d'herbe de blé, soupes...
Ouvert: lundi-samedi 8.30-17
Métro: Franklin Roosevelt
www.cojean.fr

COJEAN Monceau
Business Center Capital 8
32, rue monceau,

75008 Paris
Tél: 01 42 89 05 12
Snack pensant aux végétariens, bar à jus de fruits et légumes, jus d'herbe de blé, soupes...
Ouvert: lundi-vendredi 11.30-15
Métro: Monceau – Saint Philippe du Roule
www.cojean.fr

COJEAN Washington
25, rue Washington
75008 Paris
Tél: 01 45 61 07 33
Snack pensant aux végétariens, bar à jus de fruits et légumes, jus d'herbe de blé, soupes...
Ouvert: lundi-vendredi, 8-16
Métro: Georges V
www.cojean.fr

JOUR
13 bld Malesherbes
75008 Paris
Tél: 01 40 07 06 88
Ouvert: lundi-samedi 11.45-16.30
Métro: Wagram
Voir description des plats ci-dessus

JOUR
12, rue Clément Marot
75008 Paris
Tél: 01 49 52 00 75
Ouvert: lundi-samedi: 11.45-16.30
Métro: Alma
Voir description ci-dessus

JOUR
35, rue de Ponthieu

75008 Paris
Tél: 01 42 25 02 57
Ouvert: lundi-vendredi 11.45-16.30
Métro: Saint Philippe du Roule

SOUP AND JUICE
133, avenue des Champs Elysées
75008 Paris
Tél: 01 49 28 04
Ouvert: lundi-samedi 8.30-19.30
Métro: Charles de Gaulle Etoile
www.soup-juice.com
Snack pensant aux végétariens (non bio)
Grand choix de jus et de boosters (ginseng, acerola, spiruline...)

SOUP AND JUICE
55, rue d'Amsterdam
75008 Paris
Tél: 01 53 32 61 53
Ouvert: lundi-samedi 8.30-18
Métro: Saint Lazare

9ème arrondissement

JOUR
(À l'intérieur du magasin de sport)
55-56, rue de Caumartin
75009 Paris
Tél: 01 42 85 26 63
Ouvert: lundi-samedi 11.45-16.30
Métro: Havre Caumartin
Voir description et prix ci-dessus

JOUR
3, rue Taitbout

75009 Paris
Tél: 01 44 79 02 60
Ouvert: lundi-vendredi 11.45-16.30
Métro: Havre Caumartin
Voir description et prix ci-dessus

SOUP AND JUICE
4, rue de Londres
75009 Paris
Tél: 01 40 16 18 59
Ouvert: lundi-samedi 8.30-18
Métro: Place d'Etienne d'Orves
Voir description ci-dessus

SOUP AND JUICE
4, rue de Londres
75009 Paris
Tél: 01 40 16 18 59
Ouvert: lundi-samedi 8.30-18
Métro: Place d'Etienne d'Orves
Voir description ci-dessus

COJEAN Haussmann
17, boulevard Haussmann
75009 Paris
Tél: 01 47 70 22 65
Snack pensant aux végétariens, bar à jus de fruits et légumes, jus d'herbe de blé, soupes...
Ouvert: lundi-vendredi 8-19, samedi 10-19
Métro: Havre Caumartin

COJEAN Provence
66, rue de Provence
75009 Paris
Tél: 01 45 26 25 85
Snack pensant aux végétariens, bar à jus de fruits et

légumes, jus d'herbe de blé, soupes...
Ouvert: lundi-vendredi 8.30-17
Métro: Chaussée d'Antin

COJEAN Madeleine
6, rue de Sèze
75009 Paris
Tél: 01 40 06 08 80
Snack pensant aux végétariens, bar à jus de fruits et légumes, jus d'herbe de blé, soupes...
Ouvert: lundi-vendredi 8.30-18, samedi 9-19
Métro: Madeleine
www.cojean.fr

POUSSE-POUSSE
7, rue Notre Dame de Lorette
75009 Paris
Tél: 01 53 16 10 81
Ouvert: lundi-vendredi 11-15.30 et 16.30-19.30
Métro: Notre Dame de Lorette
www.pousse-pousse.eu
BIOLOGIQUE
Restaurant et bar à jus. Jus d'herbe de blé et jus de légumes ou fruits bio: 5,50 € extraits à froid. Voir aussi la partie « restaurants ».

10ème arrondissement

BOB'S JUICE BAR
15 rue Lucien Sampaix
75010 Paris
Tél: 06 50 66 50 18
Bar à jus, soupes etc...
Ouvert: mardi-samedi, 7.30-16, fermé le dimanche
Métro: Jacques Bonsergent

NAPOLIPARIS
8, rue de la Grange aux Belles
75010 Paris
Tél: 01 42 49 00 71
Bar à jus bio de 12-19 heures et restaurant végétarien bio de spécialistés italiennes (voir description complète dans la partie « restaurants »).
Métro: Bonsergent, Colonel Fabien, Gare de l'Est
www.napoliparis.com

SOUP I FRUTTI
1 rue Alexandre Parodi
75010 Paris
Tél: 01 42 05 44 00
Restauration 50% végétarien, 10 % bio
Bar à soupe, bar à jus de fruits frais (non bio) soupes: 5,50 €, grandes salades végétariennes de 9 € à 11 €.
Ouvert: lundi-vendredi 11.30-15 et 19-22.30,
Brunch le dimanche 12-17
Métro: Louis Blanc ou Colonel Fabien
www.soupifrutti.com

11ème arrondissement

WANNA JUICE BASTILLE
7 rue de la Roquette
75011 Paris
Tel: 01 43 38 46 45
www.wannajuice.com
Métro: Bastille
Voir description ci-dessus

12ème arrondissement

JUDICIOUS
53, rue de Charenton

75012 Paris
Tél: 01 44 73 40 21
80% biologique choix de jus et cocktails de fruits et légumes frais, salades, wraps, tartes aux légumes.
Ouvert: Lundi-vendredi 8-17, samedi 9.30-17.
Métro: Ledru-Rollin

Jus de fruits et légumes à partir de 5 €, formules à 8.50 (plat + dessert) ou à 10.50 (plat + jus).

13ème arrondissement

EXKI
118, avenue de France
75013 Paris
Tél: 01 57 27 01 25
Ouvert: lundi-vendredi 8-21, samedi 9-21
Métro: Bibliothèque François Mitterand
(Voir description dans 2ème arrondissement)

14ème arrondissement

EXKI
82, boulevard Montparanasse
75014 Paris
Tél: 01 42 18 13 27
Ouvert: lundi-jeudi 8-22.30; vendredi 8-23; samedi 9-23; dimanche 9-22.
Métro: Montparnasse-bienvenue; Vavin
(Voir description dans 2ème arrondissement)

RAINBOW JUICE
1 rue Marguerin
75014 Paris
Métro: Alesia
Tél: 01 40 44 04 04

Ouvert: lundi-vendredi 10-19; samedi 11.30-19
Bar à jus, bagels, sandwiches, salades, pensant aux végétariens, non bio.
Jus de carotte: (33 cl): 2.30 €

16ème arrondissement

JOUR
40, Avenue Kléber
75016 Paris
Tél: 01 45 53 12 31
Ouvert: lundi-vendredi 11.45-16.30
Métro: Kleber
www.jour.fr

SOUP AND JUICE
54, avenue Kléber
75116 Paris
Tél: 01 47 04 38 49
Métro: Kléber
Voir description ci-dessus

17ème arrondissement

JOUR
3, rue de Phalsbourg
75017 Paris
Tél: 01 45 53 12 31
Ouvert: lundi-vendredi 11.45-16.30
Métro: Malesherbes ou Monceau
www.jour.fr

WESTSIDE CAFE
34, rue Saint Ferdinand
75017 Paris
Tél: 01 40 68 75 05

Restauration rapide traditionnelle pensant aux végétariens (35 %), biologique 50 %
Ouvert: lundi-vendredi 11.30-15.30
Métro: Argentine, Porte Maillot, Ternes, Etoile
www.westsidekitchen.com
Spécialités sandwiches, soupes, utilisant des produits biologiques et pensant aux végétariens: sandwiches végétariens et bagels.

WESTSIDE KITCHEN
37, rue Saint Ferdinand
75017 Paris
Tél: 01 40 68 75 05
Restaurant traditionnel, biologique 50 %, pensant aux végétariens (35 %), service traiteur, livraison de plateaux-repas dans les bureaux
Ouvert: lundi-vendredi 9-14
Métro: Argentine, Porte Maillot, Ternes, Etoile
www.westsidekitchen.com

L'un des précurseurs parisiens dans l'utilisation des produits biologiques en restauration traditionnelle (existe depuis 16 ans). Menus végétariens: 15 €

3

MAGASINS D'ALIMENTATION BIOLOGIQUE

Voici une liste des principaux magasins d'alimentation biologique de Paris. Ils sont généralement ouverts entre 9 et 19 heures, 20 heures pour certains. Quelques magasins ouvrent le dimanche, comme vous le verrez dans les pages qui suivent. Quelques boutiques disposent de coins repas.

1er arrondissement

LA VIE CLAIRE
76, rue Saint Honoré
75001 Paris
Tél: 01 42 21 42 34
Ouvert: lundi 9-19.30 et mardi-samedi 9.30-19.30
Comptoir tartes salées et sucrées à emporter
Petit rayon de livres
Métro: Les Halles

NATURALIA
11-13, rue de Montorgueil
75001 Paris
Tél: 01 55 80 77 81
Ouvert: lundi-samedi 10-20 et dimanche 9.30-13.30
Métro: Les Halles
Fait partie de la chaîne Naturalia. Dans ces magasins vous trouverez un assortiment de produits frais, de produits conditionnés, un dépôt de pain, des produits d'entretien, des cosmétiques et parfois un petit rayon de livres.
Voir toutes les nombreux autres points de vente Naturalia.

2ème arrondissement

PARIS BIO
179, rue Saint Denis
75002 Paris
Tél: 01 40 13 08 40
Ouvert: le lundi 15-20, mardi-samedi 9-20 et dimanche 9-13
Spécialisé en maraîcher (fruits et légumes) et en épicerie fine bio italienne
Métro: Etienne Marcel

3ème arrondissement

BIO MOI
35, rue de Belleyme
75003 Paris
Tél: 01 42 78 03 26
Ouvert: mardi-samedi 10-20 et dimanche 10-14
Accueil et service personnalisés, conseils personnalisés pour les végétaliens.
Plus de 3000 références en stock
Travaille aussi avec les petits artisans, esprit d'innovation. Service de commandes spéciales
Métro: Filles du Calvaire- Sébastrien Froissart

NATURALIA
84, rue Beaubourg
75003 Paris
Tél: 01 42 74 40 03
Ouvert: lundi-samedi 10-20
Petit rayon livres
Plats sous vide à emporter
Métro: Arts et Métiers

4ème arrondissement

LA COLLINE
14, rue Jacques Coeur
75004 Paris
Tél: 01 42 78 10 30
Ouvert: tous les jours sauf le dimanche 10-15 et 15-19.30
Epicerie biologique (pas de légumes); Spécialités: compléments alimentaires et plantes bio
Produits pour régimes spéciaux – cosmétiques bio-huiles essentielles- Petit Rayon livres médecines douces.
Métro: Bastille

LE GRAND APPETIT
9, rue de la Ceriseraie
75004 Paris
Tél: 01 40 27 04 95
Boutique de produits biologiques; spécialité: produits macrobiotiques. (Voir aussi restaurant dans la partie « restaurants »)
Ouvert: lundi-jeudi: 9.30-19.30; vendredi 9.30-16; dimanche 9.30-16; fermé samedi.
Métro: Bastille

NATURALIA
11, rue du Renard
75004 Paris
Tél: 01 44 54 30 08
Ouvert: lundi-samedi 10-20
Rayon livres
Métro: Hôtel de Ville

NATURALIA
59, rue Saint Antoine

75004 Paris
Tél: 01 42 74 55 92
Ouvert: lundi-samedi 10-19.30; dimanche 10-14
Rayon livres
Métro: Bastille ou Saint Paul

5ème arrondissement

LA NATURE A PARIS
45, boulevard St Germain
75005 Paris
Tél: 01 43 54 19 16
Ouvert: lundi-samedi 9.30-20.30 et dimanche 11-20.30
Epicerie, fruits et légumes bio, cosmétiques, choix de tisanes Altaïr, accepte la carte American Express
Métro: Maubert-Mutualité

LA VIE CLAIRE
79, Rue Claude Bernard
75005 Paris
Tél: 01 45 35 89 65
Epicerie bio, fruits et légumes Spécialités:
Un rayon de produits sans gluten et de produits allégés; compléments alimentaires et cosmétique bio.
Métro: Luxembourg ou Censier Daubenton; plus pratique le bus 21 ou 27
NATURALIA
36, rue Monge
75005 Paris
Tél: 01 43 29 90 60
Ouvert: lundi-samedi 10-19.30
Métro: Place Monge

DIETETIQUE MOUFFETARD SARL
96, rue Mouffetard

75005 Paris
Tél: 01 43 36 59 34
L'un des magasins indépendants de Paris offrant un très grand choix sur 300 m2: fruits et légumes, épicerie, plantes en vrac, produits de soins, rayon livres etc... + Bol d'air Jacquier.
Ouvert: mardi-samedi 9.30-19.30, dimanche 9.30-13
Métro: Censier Daubenton- Place Monge

BIO SAINT GERMAIN
30, Boulevard Saint Germain
75005 Paris
Tél: 01 44 07 34 84
Epicerie, cosmétiques, petit rayon livres
Ouvert: lundi-samedi 10-20
Métro: Maubert-Mutualité

6ème arrondissement

GUENMAÏ
6, rue Cardinale
75006 Paris
Tél: 01 43 26 03 24
Ouvert: lundi-samedi: 10-20.30 fermé dimanche et au mois d'Août
Petite épicerie bio, plats à emporter ou à manger sur place au restaurant (voir aussi la section restaurant)
Métro: Saint Germain des Près ou Mabillon

HEDONIE
6, rue Mezières
75006 Paris
Tél: 01 45 44 19 16
Epicerie biologique, fruits et légumes frais, plus de 4000 produits, cosmétiques

Ouvert: lundi 12-20; mardi-samedi 11-20
www.hedonie.com
Métro: Saint Sulpice

NATURALIA
116, boulevard Raspail
75006 Paris
Tél: 01 45 44 48 13
Ouvert: lundi-samedi: 10-19.30
Métro: Notre Dame des Champs

BIO GENERATION
68-70, rue du Cherche-Midi
75006 Paris
Tél: 01 42 22 15 18
Alimentation bio, fruits et légumes, compléments alimentaires cosmétiques, produits ménagers.
Plats froids sous vide, à emporter ou à manger sur place, rayon de produits biologiques pour les animaux.
Faisant partie de la chaîne de magasins Bio Génération.
Ouvert: lundi-samedi 10-20
Métro: Saint Placide, ou Sèvres-Babylone

7ème arrondissement

NATURALIA
38, avenue de la Motte Piquet
75007 Paris
Tél: 01 45 51 10 10
Ouvert: lundi-samedi 10-19.30
Métro: Ecole militaire

LA VIE CLAIRE
85, boulevard Haussmann

75008 Paris
Tél: 01 47 42 77 11
Epicerie biologique, fruits légumes, compléments alimentaires, cosmétiques etc...
Coin repas: quiches, pizzas, tartes sucrées à emporter ou à manger sur place dans le coin repas toute la journée.
Ouvert: lundi 11-19.30, mardi-samedi 9.30-19.90
Métro: Saint Augustin

VEGGIE
38, rue de Verneuil
75007 Paris
Tél: 01 42 61 28 61
Epicerie bio et restaurant
Ouvert: lundi-vendredi: 9.30-15 et 17-19
Métro: Rue du Bac, RER Musée d'Orsay, Solférino

9ème arrondissement

NATURALIA
37, rue Lamartine
75009 Paris
Tél: 01 48 74 66 54
Ouvert: lundi-samedi 10-20 et dimanche 10-14
Petit rayon de livres
Métro: Notre Dame de Lorette

10ème arrondissement

BIO GENERATION CHABROL
61, rue de Chabrol
75010 Paris
Tél: 01 47 70 77 95
Ouvert: mardi-samedi 9.30-20

Métro: Poissonnière

BIO GENERATION
195, rue du Faubourg Saint Martin
75010 Paris
Tél: 01 40 35 70 82
Ouvert: mardi-samedi 9.30-20
Métro: Gare de l'Est – Louis Blanc

LA VIE CLAIRE
9-11, place du Colonel Fabien
75010 Paris
Tél: 01 42 03 30 00
Ouvert: lundi 14-19.30, mardi-vendredi 10-14 et 15-19.30, samedi 9.30-19.30
Horaires susceptibles de changements en cours d'année.
Métro: Colonel Fabien

NATURALIA
73, boulevard Magenta
75010 Paris
Tél: 01 45 23 04 14
Ouvert: lundi-samedi 10-20
Métro: Gare de l'Est

11ème **arrondissement**

BIOSPHÄRE
Un monde sans gluten...
57, rue Saint Maur
75011 Paris
Tél: 01 48 06 08 81
Epicerie bio, végétarienne et sans gluten. Rayon presse spécialisée. Conseils personnalisés.
Un paradis pour les personnes allergiques au gluten.

Ouvert: mardi-samedi: 9.30-13.30 et 15-19
Métro: Rue Saint Maur

L'ARC EN CIEL
8, rue Rochebrune
75011 Paris
Tél: 01 43 38 74 22
Magasin de produits biologiques (ont arrêté la restauration)- spécialité de produits pour la macrobiotique.
Ouvert: lundi-samedi 9.30-20
Métro: Saint Ambroise ou Voltaire

LA VIE CLAIRE
42, boulevard du Temple
75011 Paris
Tél: 01 47 00 80 88
Ouvert: lundi-samedi 10-19.30
Petit coin repas avec choix divers de tartes et de salades à manger sur place (sièges disponibles pour 4 à 5 personnes)
Rayon de livres
Métro: République ou filles du calvaire

LA VIE CLAIRE
255, boulevard Voltaire
75011 Paris
Tél: 01 43 73 96 65
Ouvert: lundi-vendredi 10-13.30 et 15.30-19
Epicerie biologique.
Spécialités: compléments alimentaires et naturopathie – conseils et consultations – séances de chi machine pour se relaxer, dénouer les tensions musculaires et respiratoires (10 € la séance de 20 minutes)
Métro: Nation

NATURALIA
196 Boulevard Voltaire
75011 Paris
Tél: 01 40 09 08 98
Ouvert: lundi-samedi 10-20
Métro: Charonne

NATURALIA
108, Boulevard Richard Lenoir
75011 Paris
Tél: 01 43 38 38 54
Ouvert: lundi-samedi 10-20
Métro: Oberkampf

NATURALIA
33, rue de La Roquette
75011 Paris
Tél: 01 43 14 31 35
Ouvert: lundi-samedi 10-20 et dimanche 10-14
Métro: Bastille

NATURALIA
119, rue de Montreuil
75011 Paris
Tél: 01 43 67 79 26
Ouvert: lundi-samedi 10-19.30
Métro: Nation

LEMO
33, boulevard Voltaire
75011 Paris
Tél: 01 48 05 02 09
Fruits et légumes bio – Epicerie biologique-cosmétiques- compléments- produits en vrac-
Ouvert: lundi-samedi 10-20
Coin repas: on peut acheter de la nourriture tartes,

plats préparés au rayon traiteur, les faire chauffer et les manger sur place (2 places dans le coin repas)
Métro: Oberkampf

12ème arrondissement

NATURALIA
72-74, rue du Général Michel Bizot
75012 Paris
Tél: 01 43 43 85 25
Ouvert: lundi-samedi 10-19.30
Métro: Michel Bizot

BIO GENERATION
34, rue d'Aligre
75012 Paris
Tél: 01 43 42 53 23
Ouvert; lundi 14.30-20, mardi-samedi 10-20
dimanche 9-30-14
Spécialité: « cultive la bonne humeur ! »
Métro: Ledru Rollin

BIO GENERATION
212, Avenue Daumesnil
75012 Paris
Tél: 01 43 45 40 04
Ouvert: mardi-samedi 9.30-20
Métro: Daumesnil

13ème arrondissement

BIOCOOP LA GLACIÈRE
53/55, rue de La Glacière
75013 Paris
Tél: 01 45 35 24 36
Ouvert: lundi-samedi 10-20

Epicerie biologique offrant une grande variété de références et faisant partie du réseau Biocoop.
Métro: Glacière

NATURALIA
44, Avenue d'Italie
75013 Paris
Tél: 01 45 65 15 22
Ouvert: lundi-samedi 10-20
Métro: place d'Italie

NATURALIA
71, rue de Tolbiac
75013 Paris
Tél: 01 58 89 01 84
Ouvert: lundi-samedi 10-19.30, dimanche 9.30-13.30
Métro: Olympiade

14ème arrondissement

L'ÉLAN NATURE
107 Bis, avenue du Général Leclerc
75014 Paris
Tél: 01 45 42 35 00
Super-marché d'alimentation biologique 500 m2, vaste choix dans tous les rayons, service traiteur.
Ouvert: lundi-samedi 9.30-20
Métro: Porte d'Orléans

LAFFARGE
59, rue Sarrette
75014 Paris
Tél: 01 45 40 73 09
Ouvert: lundi 15-20, mardi-samedi 10-13 et 15-20
Epicerie bio, spécialités: thé bio plus de 200 variétés, miels d'apiculteurs, confitures artisanales, huiles

d'olives qualité supérieure.
Métro: Porte d'Orléans

NATURALIA
13, rue Brézin
75014 Paris
Tél: 01 45 43 54 98
Ouvert: lundi-samedi 10-19.30
Métro: Mouton Duvernet

DIETETIC SHOP
11, rue Delambre
75014 Paris
Tél: 01 43 35 39 75
Petite épicerie biologique dépôt de pain, plats à emporter ou à manger sur place au restaurant (voir aussi la section restaurant), jus de fruits et légumes frais bio.
Ouvert: lundi-vendredi 12-22.30, samedi 12-15
Métro: Vavin

AU JARDIN DES PLANTES
50, rue des Plantes
75014 Paris
Tél: 01 45 42 96 98
Ouvert: lundi 16-20, mardi-samedi 9-20, dimanche 9-13
Spécialité: fruits et légumes frais bio, + petite épicerie bio
Métro: Alésia

15ème arrondissement

BRIN DE LA NATURE
228, rue de La Convention
75015 Paris

Tél: 01 48 28 71 72
Ouvert: mardi-samedi 9.30-13.30 et 15.30-19.30 et dimanche 9.30-13.30
Alimentation bio, produits cosmétiques, produits d'entretien, compléments alimentaires.
Métro: Convention

LA VIE CLAIRE SAINT CHARLES
2, rue Sainte Lucie (angle 20 rue de l'Eglise)
75015 Paris
Tél: 01 45 75 79 45
Ouvert: lundi-samedi 9.30-20
Epicerie biologique
Rayon traiteur avec possibilité de chauffer les plats à emporter – accepte les tickets restaurants
Métro: Charles Michel ou Félix Faure

BIOCOOP GRENELLE
44, Boulevard De Grenelle
75015 Paris
Tél: 01 45 77 70 14
Ouvert: lundi-samedi 10-20
Métro: Dupleix

MELODIE DIETETIQUE
2, rue Fondary
75015 Paris
Tél: 01 45 75 21 74
Epicerie bio (pas de fruits et légumes frais), spécialités: compléments alimentaires et produits cosmétiques
Ouvert: lundi-vendredi 10-19
Métro: Dupleix

NATURALIA
86, rue de Cambronne

75015 Paris
Tél: 01 45 67 59 59
Ouvert: lundi-samedi 10-20
Métro: Cambronne ou Vaugirard

NATURALIA
332, rue Lecourbe
75015 Paris
Tél: 01 40 60 60 61
Ouvert: lundi-samedi 10-20
Métro: Lourmel

LA VIE CLAIRE
20, rue de l'Eglise
75015 Paris
Tél: 01 45 75 79 45
Ouvert: lundi-samedi 9-20
Métro: Charles Michel

LA VIE CLAIRE
60, rue Brancion
75015 Paris
Tél: 01 56 08 28 00
Ouvert: lundi 14.30-19.30, mardi-vendredi: 10-14 et 15-19.30, samedi 9.30-19.30
Epicerie bio – fruits et légumes frais- cosmétiques et produits d'entretien- accepte les tickets restaurant possibilité de chauffer les plats à emporter. – rayon de livres
Métro: Plaisance ou Convention

16ème **arrondissement**

NATURALIA
25, rue des Sablons
75016 Paris

Tél: 01 53 65 14 96
Ouvert: lundi-samedi 10-19.30
Métro: Trocadéro

LA VIE CLAIRE
25, rue de L'annonciation
75016 Paris
Tél: 01 45 27 19 30
Ouvert: lundi-samedi 10-14 et 15.30-19
Epicerie bio- fruits et légumes frais- cosmétiques, etc... paniers de légumes (à commander le lundi avant 11 heures pour une livraison le jeudi). Le magasin effectue des livraisons gratuites le vendredi après-midi à partir de 100 € d'achats.
Métro: Passy ou La Muette

REGIME GOURMET
4, rue Mesnil
75016 Paris
Tél: 01 47 04 66 91
Ouvert: lundi-vendredi 10-30-14 et 14.30-19.30, le samedi 10.30-13
Epicerie bio, spécialité de compléments alimentaires, cosmétiques- pas de fruits et légumes frais en rayon mais point de livraison Campagnier (le mardi) (panier de fruits et légumes biologiques) – Conseils personnalisés en compléments alimentaires par naturopathe Heilpraktiker. (Heilpraktiker=diplôme Allemand de praticien de santé naturelle reconnu par l'Etat)
Métro: Victor Hugo

17ème **arrondissement**

BIOCOOP PARIS 17EME
153, rue Legendre

75017 Paris
Tél: 01 42 26 10 30
Ouvert: lundi 15.30-20, mardi-vendredi 10-14 et 15.30-20, samedi 10-20
Epicerie biologique
Métro: Guy Moquet
www.biocoop.fr

NATURALIA
16, rue Levis
75017 Paris
Tél: 01 44 40 46 60
Ouvert: lundi-samedi 10-20; dimanche 10-14
Métro: Villiers

NATURALIA
11, rue de Bayen
75017 Paris
Tél: 01 56 79 02 57
Ouvert: lundi-samedi 10-19.30 et dimanche 9.30-13.30
Métro: Ternes

NATURALIA
107 bis, avenue de Saint Ouen
75017 Paris
Tél: 01 44 85 25 07
Ouvert: lundi-samedi 10-20, dimanche 9.30-13.30
Métro: Guy Moquet

BIO PRESTIGE
92, boulevard des Batignolles
75017 Paris
Tél: 01 45 22 53 52
Ouvert: lundi-samedi 9-22
Epicerie bio spécialités italiennes (pas de légumes

frais). Aussi restaurant gastronomique bio italien voir la partie « restaurants ».
Métro: Villiers

L'ÉPICERIE VERTE
5, rue Saussier Leroy
75017 Paris
Tél: 01 47 64 19 68
Ouvert: lundi-samedi 11-19
Epicerie bio, rayon fruits et légumes et restaurant. Voir section restaurant.
Métro: Ternes

BIO GÉNÉRATION
47, rue Guersant
75017 Paris
Tél: 01 44 09 74 64
Ouvert: mardi-samedi 9.30-20
Métro: Pereire

BIO GÉNÉRATION
38, rue des moines
75017 Paris
Tél: 01 42 29 05 67
Ouvert: mardi-samedi 9.30-20
Métro: Brochant

18ème **arrondissement**

BIO GENERATION
45, rue Max Dormoy
75018 Paris
Tél: 01 46 07 07 66
Ouvert: mardi-samedi 9.30-20
Métro: Max Dormoy

NATURALIA
107, rue de Caulaincourt
75018 Paris
Tél: 01 42 62 33 68
Ouvert: lundi-samedi de 10-19.30
Métro: Lamarck-Caulaincourt

NATURALIA
41, rue Lepic
75018 Paris
Tél: 01 55 79 02 54
Ouvert: lundi-samedi 10-19.30
Métro: Abesses ou Blanche

NATURALIA
37, rue du Poteau
75018 Paris
Tél: 01 42 51 62 10
Ouvert: lundi-samedi 10-19,30, dimanche 10-14
Métro: Jules Joffrin

19ème **arrondissement**

CANAL BIO
46 bis, Quai de la Loire
75019 Paris
Tél: 01 42 06 44 44
Ouvert: mardi-samedi 10-20
Epicerie biologique – large assortiment de tisanes Altaïr
Métro: Jaurès ou Stalingrad

LA VIE CLAIRE
11, Avenue Laumière
75019 Paris

Tél: 01 42 41 90 39
Ouvert: lundi-samedi 10-13.30 et 15.30-19
Epicerie bio, fruits et légumes frais – conseils en naturopathie
Métro: Laumière

NATURALIA
59, rue de Meaux
75019 Paris
Tél: 01 42 49 18 74
Ouvert: lundi-samedi 10-19.30; dimanche 9.30-13.30
Métro: Bolivar

20ème arrondissement

BIO GÉNÉRATION
13, cours de Vincennes
75020 Paris
Tél: 01 43 48 01 96
Ouvert: lundi-samedi 10-20
Métro: Nation

BIO GENERATION
34, rue de Bagnolet
75020 Paris
Tél: 01 43 79 56 46
Ouvert: mardi-samedi 9.30-20
Métro: Alexandre Dumas

LA VIE CLAIRE
13 bis, avenue du Père Lachaise
75020 Paris
Tél: 01 47 97 76 82
Ouvert: mardi-samedi 10-15 et 15.30-19.30
Epicerie biologique, fruits et légumes, cosmétiques etc...

Métro: Gambetta

NATURALIA
219-221, rue des Pyrénées
75020 Paris
Tél: 01 47 97 38 96
Ouvert: lundi-samedi 10-20
Métro: Gambetta

NATURALIA
2, rue du Jourdain
75020 Paris
Tél: 01 40 33 00 69
Ouvert: lundi-samedi 10-19.30; dimanche 10-14
Métro: Jourdain

LA SANTE POUR TOUS
385, rue des Pyrénées
75020 Paris
Tél: 01 47 97 75 19
Epicerie biologique, fruits et légumes frais
Ouvert: mardi-samedi 9-13 et 15-19
Métro: Pyrénées

4

MARCHES

BIOLOGIQUES

MARCHES D'ALIMENTATION BIOLOGIQUE À PARIS

Presque tous les autres marchés de la capitale comportent quelques stands d'alimentation biologique. Nous avons mentionné ici les plus importants marchés bio.
Ouverts tôt le matin jusqu'à 13.30-14

6ème arrondissement

Boulevard Raspail
75006 Paris
Entre rue du Cherche-Midi et la rue de Rennes,
Métro: Rennes ou Sèvres-Babylone
Biologique
Dimanche matin

11ème arrondissement

Boulevard Richard Lenoir
75011
Métro: Saint Ambroise
Partiellement Biologique.
Dimanche matin

12ème arrondissement

Cours de Vincennes
Métro: Porte de Vincennes
Partiellement Biologique
Samedi matin

14ème arrondissement

Hôtel de Ville du 14ème - place Brancusi
Métro: Mouton-Duvernet
Biologique
Mardi et vendredi matin

15ème arrondissement

Marché Saint Charles
Rue Saint Charles
Métro: Charles Michel
Partiellement Biologique
Vendredi matin

17ème arrondissement

Boulevard des Batignolles
75008
Métro: Rome –Place de Clichy
Biologique
Samedi matin 9-14

20ème arrondissement

Place de la Réunion
Métro: Buzenval
Partiellement Biologique.
Dimanche matin

5

PUITS

ARTESIENS

PUITS ARTÉSIENS A PARIS

Autrefois, il y avait de nombreux puits artésiens à Paris. Il n'en reste plus que trois en état de fonctionnement. Ils sont un véritable plaisir pour les parisiens qui vont y chercher de l'eau pure, fraîche et gratuite et en profitent pour bavarder autour des puits et échanger des informations.

13ème arrondissement

Puits artésien: place Paul Verlaine, Paris
Métro: Place d'Italie, prendre la rue Bobillot à la sortie du Métro.

16ème arrondissement

Puits artésien: place Lamartine Paris 16ème
(Au bout de l'Avenue Victor Hugo)
Métro: Victor Hugo

18ème arrondissement

Puits artésien: Place Hébert, 750018 Paris
Métro: Max Dormoy, prendre rue de l'évangile à la sortie du métro.

Puits artésien de la place Verlaine, Paris 13ème

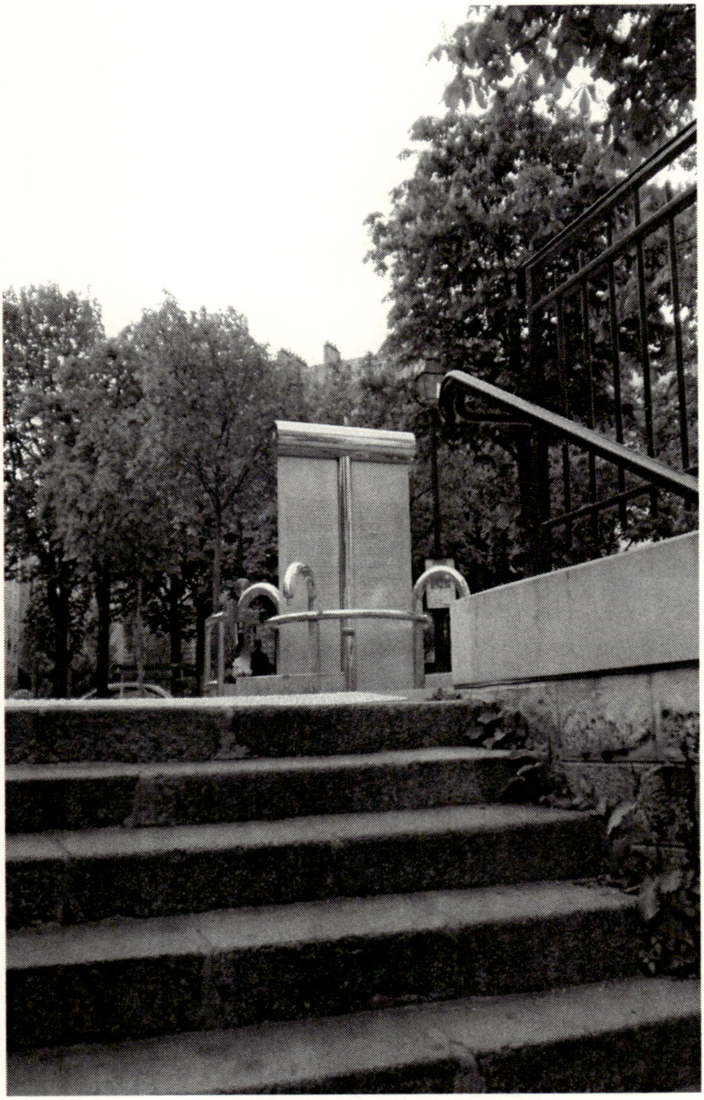

6

BOULANGERIES

BIOLOGIQUES

BOULANGERIES BIOLOGIQUES

Nous avons répertorié ici des adresses de boulangeries soit entièrement biologiques (Moisan par exemple) ou partiellement biologiques. Vous trouverez aussi du pain et parfois des viennoiseries dans la plupart des magasins d'alimentation biologiques.

1ème arrondissement

LE PAIN QUOTIDIEN, SAINT HONORÉ
18, Place du marché Saint Honoré
75001 Paris
Tél: 01 42 96 31 70
Variété de pains biologiques et autres produits. Petits déjeuners. Voir aussi dans la partie « Snacks »
www.lepainquotidien.com

2ème arrondissement

LE PAIN QUOTIDIEN, MONTORGUEIL
2, rue des Petits Carreaux
75002 Paris
Tél: 01 42 21 14 50
Variété de pains biologiques et autres produits. Petits déjeuners. Voir aussi dans la partie « Snacks »

4ème arrondissement

LE PAIN QUOTIDIEN, MARAIS
18-20, rue des Archives
75004 Paris
Tél: 01 44 54 03 07

Variété de pains biologiques et autres produits. Petits déjeuners. Voir aussi dans la partie « Snacks »

5ème arrondissement

LE BOULANGER DE MONGE
123, rue Monge
75005 Paris
Tél: 01 43 37 54 20
Boulangerie partiellement biologique offrant un assortiment de pains biologiques (les pâtisseries ne sont pas bio)
Ouvert: tous les jours sauf le lundi 7-20 (jusqu'à 20.30 en été)
Métro: Censier-Daubenton

BOULANGERIE MOISAN
2, rue de Bazeilles
75005 Paris
Tél: 01 47 07 35 40
Ouvert: tous les jours sauf le jeudi 7-20
Métro: Censier Daubenton

6ème arrondissement

BREAD & ROSES
7, rue de Fleurus
75006 Paris
Tél: 01 42 22 06 06
Ouvert: lundi-samedi 8-20
Pain, pâtisseries biologiques, tartes salées à emporter
Métro: Notre Dame des Champs, Rennes, Saint Placide
Boulangerie biologique, pâtisserie, servant aussi petits déjeuners, repas, boissons à manger sur place ou à emporter. Sandwiches à emporter.

www.breadandroses.fr

7ème arrondissement

LE PAIN QUOTIDIEN, VARENNE
25, rue de Varenne
75007 Paris
Tél: 01 45 44 02 10
Variété de pains biologiques et autres produits. Petits déjeuners. Voir aussi dans la partie « Snacks »

10ème arrondissement

BOULANGERIE MAUCLAIR
83, rue de Crimée
75019 Paris
Tél: 01 42 40 64 55
Ouvert: mercredi-lundi 8-20
Pain, pâtisseries biologiques, tartes salées à emporter
Métro: Laumière

12ème arrondissement

BOULANGERIE MOISAN
5, place d'Aligre
75012 Paris
Tél: 01 43 45 46 60
Ouvert: mardi-samedi 7-20.30; dimanche 7-16; fermé le lundi
Métro: Ledru Rollin

13ème arrondissement

SNC A LA SAVEUR D'ANTAN

114 rue de Patay
75013 Paris
Téléphone: 01.45.83.80.13
Le pain uniquement est biologique
Ouvert: tous les jours 6-20 sauf mercredi
Sert des petits dejeuners, 8 places assises
Métro: Olympiades

14ème arrondissement

BOULANGERIE MOISAN
4, Avenue du Général Leclerc
75014 Paris
Tél: 01 43 22 34 13
Ouvert: tous les jours sauf le lundi 7-20.30
Métro: Denfert Rochereau

15ème arrondissement

BOULANGERIE MOISAN
59, rue Fondary
75015 Paris
Tél: 01 45 75 34 85
Ouvert tous les jours 7-21, sauf mercredi
Métro: La Motte Piquet ou Emile Zola

Livres rares publiées par Buenos Books International, www.buenosbooks.fr
En vente sur notre site, sur Amazon.fr, et sur commande chez tous les libraires.

LA FOI QUI GUERIT
Par Jean-Martin Charcot
ISBN: 978-2-915495-58-4

Le célèbre Docteur Charcot, médecin à la Salpêtrière, a enquêté scientifiquement sur le phénomène de « la foi qui guérit ». Dans cet ouvrage, il tente une explication rationnelle de ce processus de guérison et explique quels sont les types de maladies et de malades susceptibles de bénéficier d'une « guérison miraculeuse ».

Dans un univers médical moderne dominé par une approche chimique et matérialiste du corps humain, il serait salutaire de redécouvrir cette étude du Docteur Charcot pour prendre du recul par rapport à nos pratiques thérapeutiques.

La foi qui guérit démontre preuves à l'appui le pouvoir naturel qu'a l'esprit humain de faire apparaître ou disparaître les plus sévères pathologies et même les cancers.

LIVRE EN GRANDS CARACTÈRES
PRIX TTC POUR LA FRANCE: 12 €

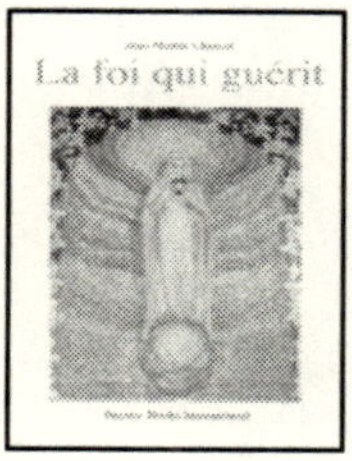

LES RÊVES ET LES MOYENS DE LES DIRIGER

(OUVRAGE SUR LE RÊVE LUCIDE),

Par: Hervey de Saint Denys, Sinologue, Professeur au Collège de France
Edition brochée, 25 €
ISBN: 978-2915495515

Un livre étonnant sur le contrôle mental des rêves. L'auteur parle de ses expériences de lucidité onirique et explique les techniques pour y parvenir. La ludidité onirique permet notamment de changer le cours de rêves.

Auteur:
Albert de Rochas d'Aiglun

LES ETATS PROFONDS DE L'HYPNOSE

EDITION RELIÉE TOILE BLEUE, BELLE QUALITÉ, 70 €
ISBN: 978-2-915495-59-1
Dans les Etats profonds de l'hypnose, Albert de Rochas d'Aiglun, fait le compte rendu détaillé de ses expériences -sur des sujets sains et d'exception- dans le domaine de l'hypnose. Il parle aussi des expériences d'hypnose réalisées par d'autres chercheurs et par les magnétiseurs.

LES ETATS SUPERFICIELS DE L'HYPNOSE

EDITION RELIÉE TOILE BLEUE, 80 €
ISBN: 978-2-915495-60-7
Dans Les états superficiels de l'hypnose, l'auteur fait le compte rendu détaillé de ses expériences dans le

domaine des états superficiels de l'hypnose. Ce livre complète son ouvrage *Les états profonds de l'hypnose*. Vous y trouverez d'autres expériences passionnantes et aussi: d'intéressantes informations du point de vue médico-légal, pour servir à démasquer les auteurs de suggestions criminelles.

Auteur:
Albert de Rochas d'Aiglun

RECUEIL DE DOCUMENTS RELATIFS A LA LEVITATION DU CORPS HUMAIN
(suspension magnétique - 1897)

EDITION RELIÉE TOILE BLEUE, 70 €
ISBN: 978-2-915495-56-0
Intitulé modestement: recueil de documents relatifs à la lévitation du corps humain, ce livre va bien au-delà, car il esquisse des théories pour expliquer le phénomène et aborde notamment l'idée que la suspension magnétique serait à l'origine de certaines lévitations.

LA MATIERE BRUTE ET LA MATIERE VIVANTE,
ETUDE SUR L'ORIGINE DE LA VIE ET DE LA MORT (1887)

Josehp Delboeuf,
EDITION RELIÉE TOILE BLEUE, 150 €
ISBN: 978-2-915495-54-6
Le savant Joseph Delboeuf y réfléchit avec une grande originalité sur l'origine de la vie et de la mort et sur la différence entre la matière brute et la matière vivante. L'argumentation et les

conclusions de l’auteur ouvrent des horizons de réflexions que les chercheurs et philosophes modernes oublient bien souvent de parcourir.

MAGNETISEURS ET MEDECINS

Joseph Delboeuf,
EDITION RELIÉE TOILE BLEUE,
Prix TTC: 70 €
ISBN: 978-2-915495-57-7
Ce livre, agréable à lire, est une mine d'informations sur l'histoire, les acteurs et les pratiques de l'hypnose médicale.

Albert de Rochas d’Aiglun

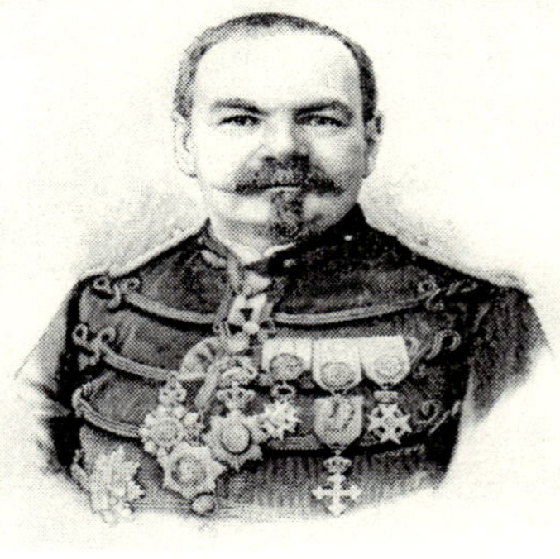

PARTICIPEZ

AUX CONFERENCES-DINERS BIO

ANIMEES PAR NOTRE AUTEUR :

ANNA MANCINI,

DANS LES RESTAURANTS VEGETARIENS DE PARIS

Sur les thèmes :

Les rêves des inventeurs

Comprendre le sens des cauchemars et s'en libérer

Les rêves prémonitoires, et la signification des rêves

Comment utiliser vos rêves et votre intuition pour détecter les dangers naturels, technologiques et humains dans votre environnement ?

Anna Mancini a écrit notamment:

LA SIGNIFICATION DES REVES
Un livre très différent des autres livres sur le sujet et que nous vous invitons vivement à découvrir!

COMMENT NAISSENT LES INVENTIONS, une méthode efficace pour obtenir des idées nouvelles.

Elle anime régulièrement des formations, conférences et ateliers et dîners-conférences.
Pour les dates de ces événements voir son site :

www.amancini.com

Autre livre publiées par Buenos Books International, www.buenosbooks.fr

Saintes Pilules, par Eva Lavie

Ouvrage satirique sur les effets secondaires de la « médecine chimique ». Drôle et intelligent.

A offrir à tous vos amis qui abusent des médicaments allopathiques pour le moindre bobo sans réfléchir aux risques qu'ils prennent pour leur santé.

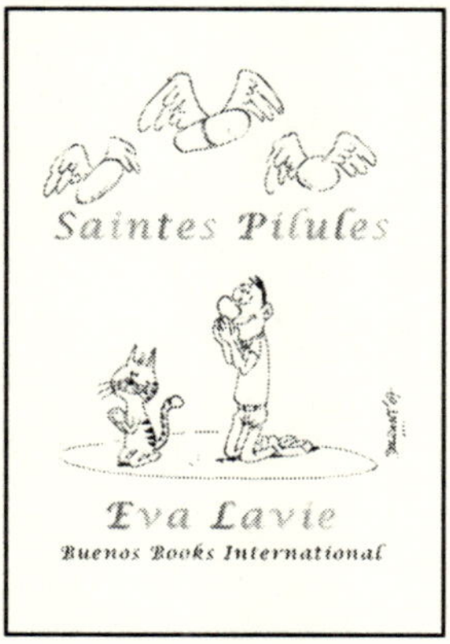

Printed in the United Kingdom by
Lightning Source UK Ltd., Milton Keynes
140375UK00001B/51/P

9 782915 495638